Ruhe tut gut!

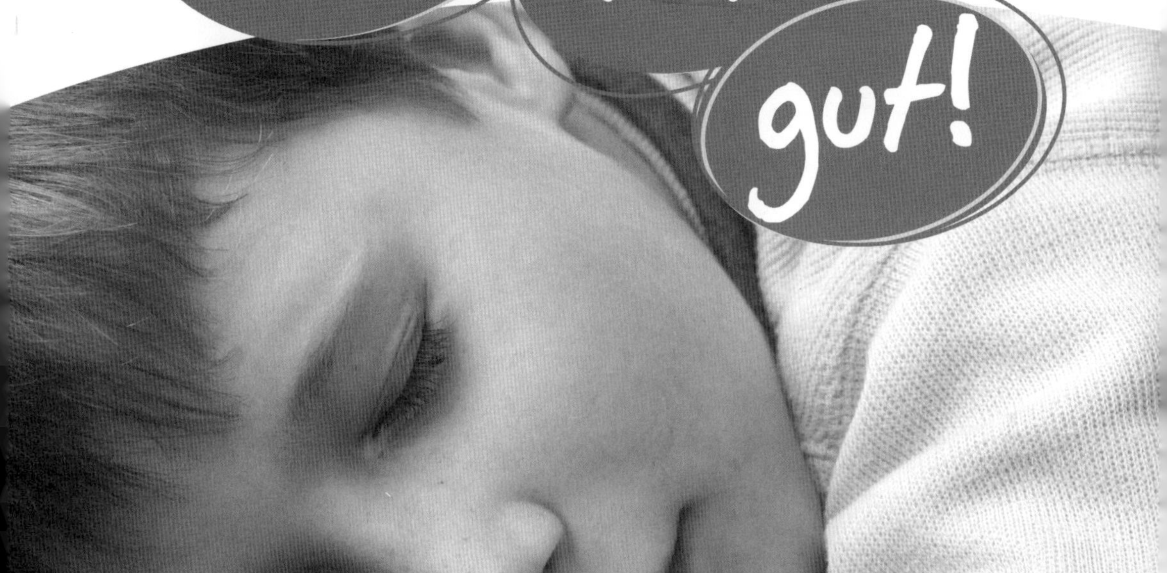

Fantasiereisen, Bewegungs- und Entspannungsübungen für Kinder

Doris Stöhr-Mäschl

Verlag an der Ruhr

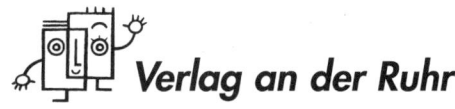

Impressum

Titel: **Ruhe tut gut!**
Fantasiereisen, Bewegungs- und Entspannungsübungen
für Kinder

Autorin: Doris Stöhr-Mäschl

Illustrationen: Eva Spanjardt u.a.

Titelbildmotiv: ©Xenia1972/www.fotolia.de

Druck: Druckerei Uwe Nolte, Iserlohn

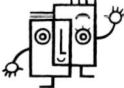

Verlag an der Ruhr
Alexanderstraße 54 – 45472 Mülheim an der Ruhr
Postfach 10 22 51 – 45422 Mülheim an der Ruhr
Tel.: 0208/439 54 50 – Fax: 0208/439 54 239
E-Mail: info@verlagruhr.de
www.verlagruhr.de

© **Verlag an der Ruhr 2008**
ISBN 978-3-8346-0420-0

geeignet für
die Altersstufen

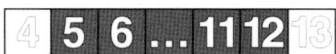

*„Für meinen Mann Anton und meine Kinder Eva und Florian,
die mir stets den Rücken frei gehalten und mich so toll
unterstützt haben."*

Die Schreibweise der Texte folgt der neuesten Fassung
der Rechtschreibregeln – gültig seit August 2006.

Gedruckt auf chlorfrei gebleichtes Papier

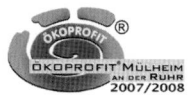

Wir sind seit 2008 ein ÖKOPROFIT®-Betrieb und setzen uns
damit aktiv für den Umweltschutz ein. Das ÖKOPROFIT®-Projekt
unterstützt Betriebe dabei, die Umwelt durch nachhaltiges
Wirtschaften zu entlasten und Kosten zu senken.

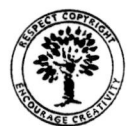

···········Inhaltsverzeichnis

Entspannungsübungen

Bewegungsspiele

Inhaltsverzeichnis ·····················

Konzentrationsübungen

·· Vorwort

Warum Ruhe gut tut ...

Kinder haben heute so viele Termine und Verpflichtungen wie nie zuvor. Engagierte Eltern, ein voller Stundenplan, zahlreiche Förderangebote und vielseitige Hobbies sorgen dafür, dass der Tagesablauf des modernen Kindes hektisch und unüberschaubar wird.

Kinder können sich, wie die meisten Erwachsenen auch, nur 20 – 30 Minuten konzentrieren, dann treten Unruhe, Ablenkung oder Müdigkeit in den Vordergrund. Das ist ganz normal und kein Grund zur Sorge, denn Körper und Geist brauchen nun mal Abwechslung und Pausen. Mit diesem Buch zeigen wir Ihnen, wie Sie Kindern durch schöne Rituale angenehme Ruhepausen ermöglichen, und damit ihr Wohlbefinden, ihre Aufmerksamkeitsbereitschaft und nebenbei auch ihre Leistungsfähigkeit erhöhen. Dabei entspannen die Kinder nicht nur durch klassische Ruheübungen. Auch sehr aktive Bewegungsübungen, Muskelaktivitäten und Konzentrationsspiele tragen auf ihre Art zum Entspannen und Wohlfühlen bei.

Zu den Methoden dieses Buches

Ein zentrales Anliegen dieses Buches ist es, den Kindern gesundheitsförderliche Maßnahmen und Haltungen im Alltag zu vermitteln. Dazu gehören gesundes Sitzen, eine richtige Körperhaltung, eine gute Atemtechnik, Freude an der Bewegung und Methoden der Progressiven Muskelentspannung. Dabei wird durch kurzes, gezieltes Anspannen und Lockerlassen einzelner Muskelgruppen ein intensives Entspannungserlebnis ermöglicht.

Zum Einsatz dieses Buches

Die Übungen richten sich hauptsächlich an Kinder zwischen 5 und 12 Jahren. Einige leichte Übungen können Sie auch schon mit kleineren Kindern durchführen, viele Aktivitäten sind auch noch für Jugendliche und Erwachsene sinnvoll, z.B. die vielseitigen Massagen oder Methoden der Progressiven Muskelentspannung. Die Altersangaben sind daher nur Richtwerte. Sie können diese Übungen als LehrerIn oder ErzieherIn einsetzen, um Aufmerksamkeit und Konzentration

Vorwort ···

wiederherzustellen, um Übergänge zwischen Themen und Fachwechseln zu schaffen oder den Kindern eine konstruktive Ruhepause zu verschaffen. Zu Hause bieten sich die Übungen abends nach einem anstrengenden Tag an.

Zum Aufbau dieses Buches

„Aus der Praxis – für die Praxis", enthält dieses Buch entspannende Fantasiereisen, Körperreisen und Ruheübungen, aktivierende Bewegungsspiele, dynamische Lieder und Reime sowie motivierende Denk- und Konzentrationsaufgaben. Zum schnelleren Aufspüren sind die Übungen in die Kategorien Entspannungsübungen, Bewegungsübungen und Konzentrationsübungen eingeteilt. Viele Aktivitäten sind kombinierte Übungen aus zwei oder drei Bereichen. Diese wurden der Kategorie zugeordnet, in die das Hauptübungsziel am besten passt.

Zur Durchführung der Übungen

Sie können jederzeit, innerhalb weniger Minuten, ohne Ortswechsel, aufwändige Materialbeschaffung oder zeitraubende Umräumaktionen eine Kurzentspannung im Klassenzimmer durchführen. Achten Sie bei der Durchführung auf einen gut gelüfteten Raum. Begleiten Sie, wenn Sie möchten, die Übungen mit leiser Entspannungsmusik. Beginnen Sie die Übungen mit einer bewussten Atemübung. Lesen Sie die Anweisungen mit langsamer, ruhiger Stimme vor. Natürlich können Sie die vorgegebenen Formulierungen auch variieren und ganz individuell auf Ihre Kinder abstimmen. Das kleine Hand-Symbol ✋ steht für eine kurze Pause (ca. 5 Sekunden), die Sie beim Sprechen einlegen sollten, um den Kindern Zeit zum Nachspüren, Denken oder Träumen zu geben. Arbeiten Sie mit viel Lob, Anerkennung und kleinen Belohnungen. In unserer hektischen Zeit vergessen wir oft die Bedeutung verbaler Streicheleinheiten für die positive Entwicklung unserer Kinder.

Nun wünsche ich Ihnen viel Spaß und Erfolg und jederzeit entspannte und zufriedene Kinder.

Doris Stöhr-Mäschl

Entspannungsübungen

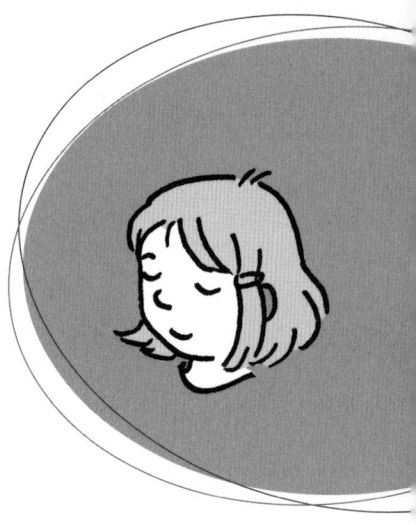

Bewegungsspiele

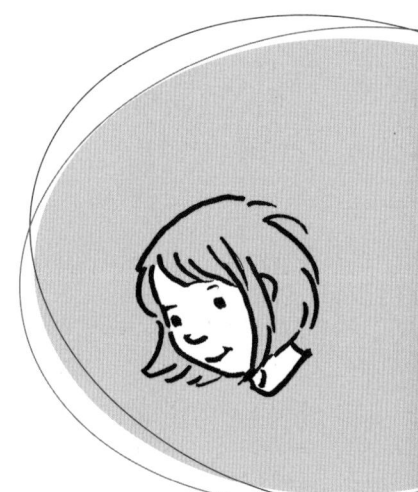

Konzentrationsübungen

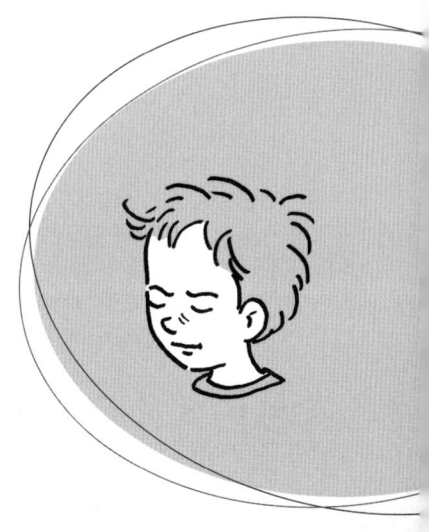

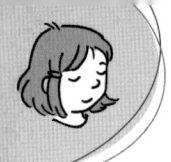

Die Kraft spüren

Zeitbedarf:	ca. 5 Min
Alter:	für 5 – 10 Jahre
Vorbereitung:	➜ Lassen Sie die Gruppe aufstehen, und erklären Sie den Kindern, dass jeder Mensch seine Kraft anders erlebt und spürt, z.B. Boxer und Tänzerin, Kind und Erwachsener, Mann und Frau usw.
	➜ Erklären Sie den Kindern die Bauchatmung: Beim Einatmen wird der Bauch dicker, beim Ausatmen wieder normal; nicht in den Brustkorb atmen.
Ziele:	➜ Wahrnehmen der eigenen Kraft
	➜ Entspannen durch Anspannen der Muskeln
Einsatz:	bei aufkommender Unruhe, Zappeln und Stuhlkippeln
Tipps:	➜ Machen Sie die Übung erst vor, und üben Sie anschließend noch einmal mit den Kindern.
	➜ Weisen Sie die Kinder darauf hin, dass bei Fantasiereisen nicht gesprochen wird. Die Fragen beantworten die Kinder nur für sich selber im Kopf.

„Stelle dich mit beiden Füßen fest verwurzelt auf deinen Platz.
Atme zweimal tief ein und aus, ✋ ein und wieder aus.

Deine beiden Handflächen drückst du mit ganzer Kraft auf den Tisch.

Konzentriere dich mal auf deine Hände, ✋
nur auf die Hände, ✋ wie fühlen sie sich an?

Versuche den Tisch zusammenzudrücken, ✋ fester,
✋ noch fester, ✋ wie fühlen sich dabei deine Finger an?

Wo spürst du die Kraft mehr, im Handballen oder in den Fingern?
Was geschieht mit deinem restlichen Körper? ✋ Was passiert mit deinen
Füßen?

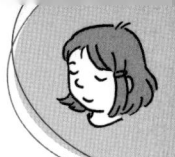

Die Kraft spüren

Atme ganz ruhig weiter in deinen Bauch. Halte die Spannung jetzt mal 10 Sekunden an, 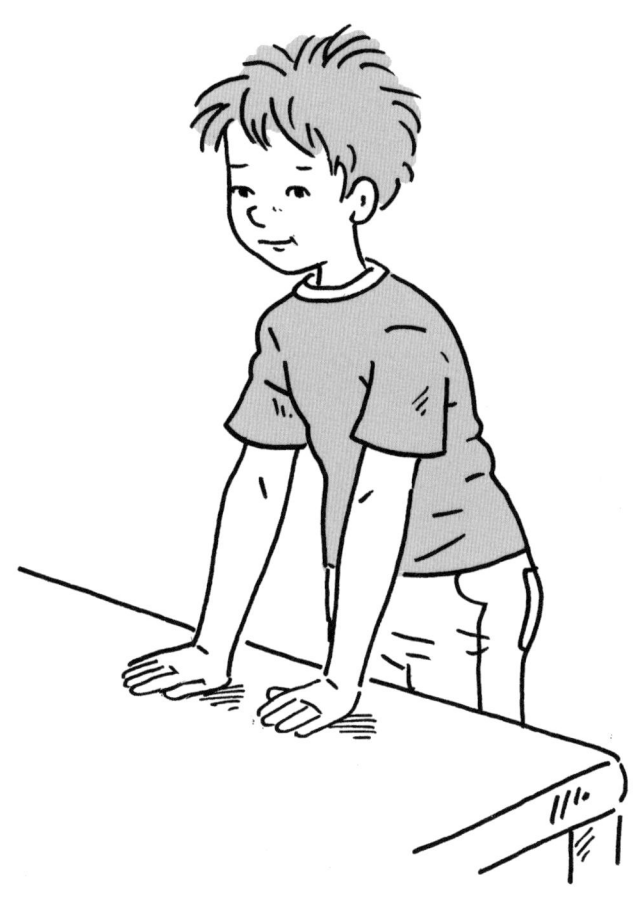 und atme anschließend wieder tief ein und aus.

Wiederhole die Übung noch mal von vorne.

Löse deine Anspannung anschließend ganz abrupt und beobachte deine Hände. Wie fühlen sich deine Hände, deine Arme, deine Beine, dein ganzer Körper an?

Schüttle anschließend deine Arme, Hände, Finger und Beine kräftig aus."

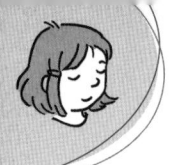

Eine Minute zum Träumen!

Zeitbedarf:	ca. 3 – 5 Min.
Alter:	für 8 – 12 Jahre
Vorbereitung:	→ Die Kinder sitzen auf dem Stuhl und achten auf ausreichend Abstand zu Tisch und Nebenmann.
	→ Vielleicht zünden Sie eine oder mehrere Kerzen an. Für den Schlussklang benötigen Sie eine Triangel, eine Klangschale oder einen Gong.
Ziel:	Wahrnehmung des eigenen Zeitgefühls, der „inneren" Uhr
Einsatz:	bringt schnell Ruhe in die Klasse
Tipps:	→ Wenn alle Kinder stehen, können Sie die Übung vom Stehen ins Sitzen umkehren.
	→ Je nach Altersgruppe können Sie die Zeit verlängern. Geben Sie den Kindern eine Rückmeldung über ihr Zeitgefühl.

„Setze dich auf den Stuhl, schließe die Augen oder fixiere einen Punkt vor dir, zum Beispiel eine Kerze.

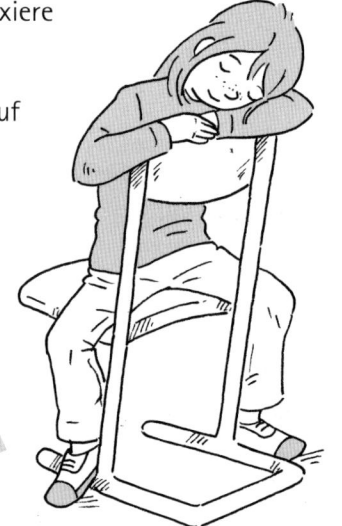

Konzentriere dich für zwei intensive Atemzüge nur auf deine Atmung.

Deine Aufgabe ist es nun, abzuschätzen, wie lange eine Minute dauert.

Wenn du glaubst, dass eine Minute vergangen ist, erhebe dich leise von deinem Platz. Bleibe, wenn du magst, mit geschlossenen Augen so lange stehen, bis ich dich wieder mit meinen Worten zurückhole.

Wenn du mein Zeichen hörst, beginnt die Minute."

⚠ Geben Sie jetzt Ihr Zeichen.

Beenden Sie die Übung erst, wenn alle Kinder stehen.

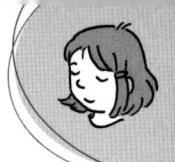

Die Atempause

Zeitbedarf:	ca. 5 Min.
Alter:	für 6 – 12 Jahre
Vorbereitung:	Die Kinder stehen mit ausreichend Abstand vor ihren Tischen.
Ziele:	→ bewusstes Atmen → gezielte Körperwahrnehmung
Einsatz:	→ zur Entspannung nach längeren Arbeitsphasen → zur Konzentrationssteigerung vor Lernstandserhebungen
Tipps:	→ Öffnen Sie bei Atemübungen immer das Fenster. → Leise Musikuntermalung unterstützt die Entspannungs- bereitschaft. → Eine anschließende Rückmelderunde dient der Auflockerung.

„Stelle dich mit beiden Beinen gut geerdet auf deinen Platz.
Es ist Zeit für eine Atempause.

Atme tief durch deine Nase ein und durch den Mund wieder aus, ∿ ein und aus,
ein und aus. Lass deinen Atem kommen und gehen, ∿ und spüre dabei, wie sich
beim Einatmen die Nasenflügel weiten, ∿ deine Schultern sich heben, ∿
dein Brustraum sich weitet, ∿ und dein Bauch sich nach außen wölbt.

Schließe jetzt die Augen, und schaue nach innen in deinen Körper.

Atme dabei ganz ruhig weiter, ∿ spüre die Ruhe um dich herum. ∿
Stelle dir vor, wie du mit jedem Atemzug diese Ruhe durch die Poren
deiner Haut einatmest. ∿ Dein ganzer Körper füllt sich mit Ruhe. ∿

Wie fühlt sich dein Körper im Augenblick an? ∿ *1 Min.*

Atme noch zweimal tief ein und aus, ∿ und öffne langsam wieder deine Augen.
Bewege deine Hände, deine Finger, schüttle sie aus. ∿
Bewege deine Zehen, deine Beine und schüttle auch sie aus. ∿
Setze dich im Zeitlupentempo auf deinen Stuhl zurück."

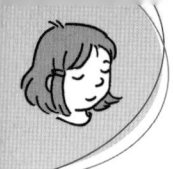

Die Wolke

Zeitbedarf:	5 – 10 Min.
Alter:	für 5 – 10 Jahre
Vorbereitung:	Die Kinder stehen auf ihren Plätzen. Lesen Sie mit einer angenehm leisen Stimme den Text langsam vor. Achten Sie stets auf eine bewusste Atmung!
Ziel:	Streckung und Dehnung der Arm- und Beinmuskulatur
Einsatz:	→ als „Aufwecker" am Morgen
	→ zur körperlichen und mentalen Entspannung
	→ als Auflockerung vor oder zwischen den Stunden
Tipp:	Geben Sie den Kindern genügend Zeit, damit alle Übungen wie Klettern, Steigen, Strecken und in die Hocke gehen sorgfältig ausgeführt werden können.

„Du machst dich als Bergsteiger zu einer Bergtour ins Gebirge auf.

Steige einen steilen, langen Berg hoch hinauf.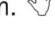

Strecke deine Hände weit über den Kopf hinaus und ziehe deine Knie so weit nach oben, wie du es schaffst.

Du kletterst und kletterst, ziehe noch fünfmal deine Knie nach oben.

Plötzlich bist du vor einer Wolke, die dir die Sicht versperrt.

Drücke die Wolkenwand mit deiner ganzen Kraft nach unten zum Boden.

Aber sie will immer wieder zurück. Drücke noch mal mit deiner ganzen Kraft die Wolke fest nach unten, und noch einmal.

Jetzt stehst du ganz oben auf dem Gipfel und kannst die Aussicht und die Wärme der strahlenden Sonne genießen.

Ruhe dich auf dem Gipfelfelsen aus: Setze dich wieder auf deinen Stuhl, schließe deine Augen, und lasse dich von der wärmenden Sonne bescheinen.

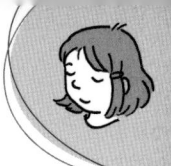

Die Wolke

Öffne deine Augen, atme tief durch die Nase ein und anschließend langsam durch den Mund aus.

Noch mal einatmen und langsam wieder ausatmen.

Strecke und dehne dich in alle Richtungen."

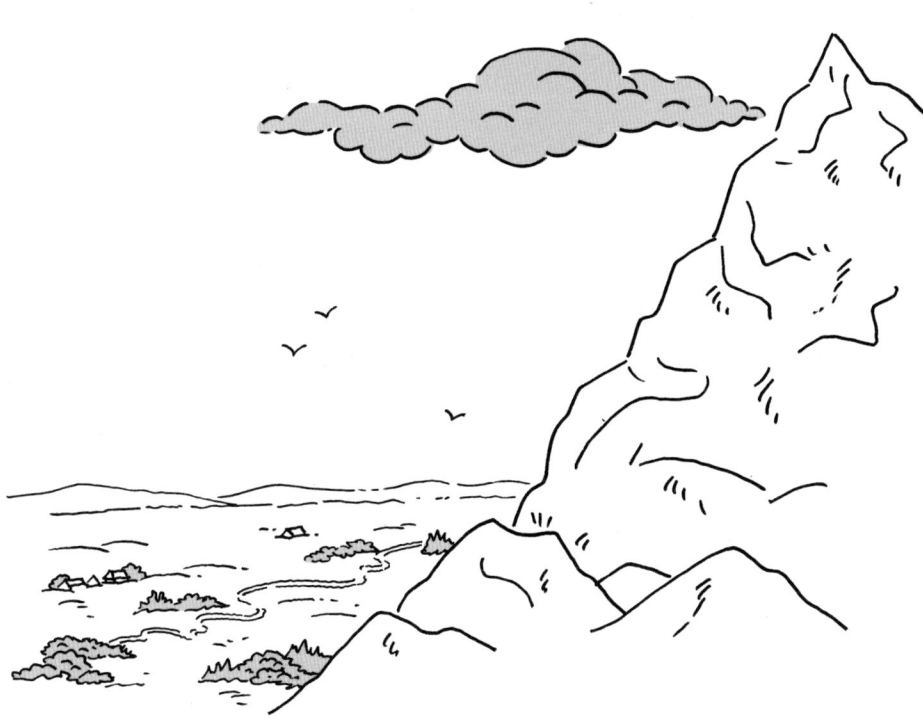

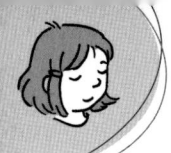

Leicht wie eine Feder

Zeitbedarf:	ca. 3 – 5 Min.
Alter:	für 6 – 12 Jahre
Vorbereitung:	Die Kinder sitzen auf dem Stuhl mit ausreichend Platz für die ausgestreckten Beine.
Ziel:	Vertrautmachen mit der Progressiven Muskelentspannung nach Jacobson, maximale Anspannung bringt maximale Entspannung.
Einsatz:	Entspannungsübung nach anstrengenden Arbeitsphasen, vor oder nach Klassenarbeiten
Tipps:	→ Machen Sie erst alle Übungen vor. Achten Sie auf Ruhe. → Denken Sie an ruhige Musikuntermalung. → Achten Sie bei den Kindern auf eine sorgfältige Ausführung der Übungen.

„Setze dich aufrecht auf deinen Stuhl und atme ruhig ein und aus, 🖐 ein und wieder aus.

Nun spür' mal deinen Körper, 🖐 du fühlst dich leicht wie eine Feder.

Spreize deine Zehen, 🖐 und lasse sie wieder los. 🖐 Hebe deine Beine waagerecht nach oben, 🖐 und lasse sie wieder los. 🖐 Kneife deine Pobacken zusammen, 🖐 und lasse sie wieder los. 🖐 Mache mit beiden Händen eine Faust, 🖐 drücke sie ganz fest zusammen, der Daumen bleibt außen, 🖐 und lasse sie wieder los. 🖐 Spanne jetzt zum Schluss deine Gesichtsmuskeln an. 🖐 Presse deine Lippen aufeinander, rümpfe die Nase. 🖐 Kneife die Augen zusammen und runzle die Stirn. 🖐 Lasse nun wieder alle Anspannungen los.

Spanne jetzt noch mal den ganzen Körper an! 🖐 Halte die Spannung, solange du kannst, 🖐 und lasse dich nun mit einem kräftigen Ausatmen schwer wie ein Sack Kartoffeln werden. 🖐

Spüre deinen Körper, wie tief er sich jetzt in den Stuhl drückt."
Es folgt eine kurze Rückmelderunde.

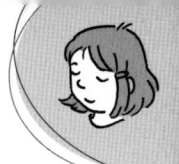

Die Ladestation

Zeitbedarf:	ca. 5 Min.
Alter:	für 5 – 12 Jahre
Vorbereitung:	Die Kinder sitzen auf ihren Stühlen. Geben Sie den Kindern genaue Anweisungen, bzw. machen Sie die Übung erst einmal vor.
Ziele:	→ eigene Kraftquellen entdecken → Wahrnehmung des eigenen Körpers → Wahrnehmung des eigenen Zeitgefühls
Einsatz:	→ bei aufkommender Ermüdung → im Anschluss an Arbeitsphasen, Klassenarbeiten → zur Kurzentspannung zwischendurch
Tipp:	Hände waschen und sie mit Duftöl einreiben erhöht den Wohlfühl- und Entspannungseffekt.

„Reibe deine Handflächen etwa 15 Sekunden aneinander und spüre, wie sie sich dabei erwärmen.

Lege anschließend deine Handflächen auf dein Gesicht und atme dabei tief ein und aus, ein und aus, ein und aus!

Bewege dann langsam deine Handflächen von der Mitte des Gesichts nach außen, und weiter über deinen Hals.

Atme dabei ganz tief durch die Nase ein und durch den Mund langsam wieder aus.

Lockere anschließend deine Hände, schüttle sie aus, und genieße die Wärme in deinem Gesicht, die immer noch zu spüren ist."

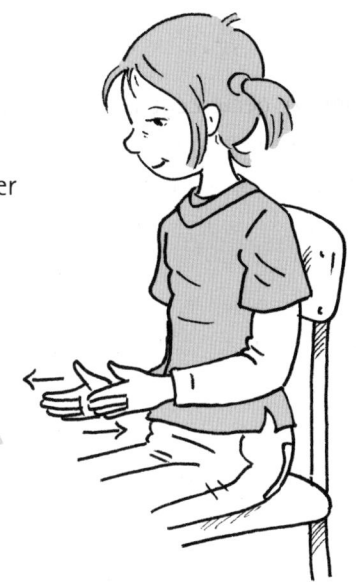

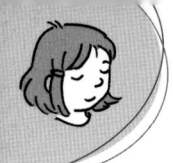

Mein Wunschstern

Zeitbedarf:	ca. 5 Min.
Alter:	für 5 – 10 Jahre
Vorbereitung:	Führen Sie die Übung im Stehen durch. Falls anschließendes Malen erwünscht ist, sollten Sie schon vorher Papier und Stifte bereitlegen.
Ziele:	→ Streckung und Dehnung der Arm- und Rückenmuskeln → körperliche Entspannung durch Loslassen der Anspannung
Einsatz:	→ zur Auflockerung der Arm- und Rückenmuskeln → zur mentalen Entspannung nach längeren Konzentrationsphasen
Tipp:	Das abschließende Malen und Erzählen erhöht die Entspannungsintensität.

„Stelle dich gut geerdet hin! Du hast mit beiden Beinen festen Kontakt zum Boden. Atme tief durch die Nase ein und durch den Mund wieder aus, ein und aus, ein und aus.

Stelle dir vor, du könntest so groß werden, dass du zu den Sternen greifen kannst. Strecke dich nach oben, so gut du kannst. Mache dich ganz lang.

Du merkst, wie dein Körper immer weiter in Richtung Himmel wächst. Du wirst größer und größer.

Jetzt hole dir mal deinen ganz persönlichen Wunschstern vom Himmel. Schließe deine Augen, und wünsche dir etwas von diesem Stern.

Konzentriere dich nur auf deinen Wunsch. Atme dabei tief durch die Nase ein und langsam durch den Mund wieder aus. Jetzt kannst du dich wieder setzen.

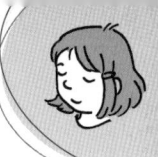

Mein Wunschstern

Wie groß war dein Stern?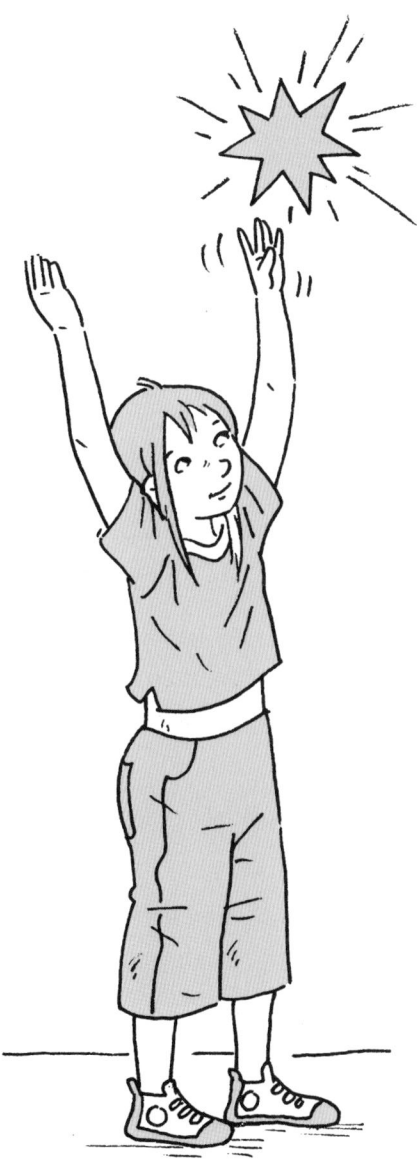
Wie hat er ausgesehen?
Male deinen Stern und erzähle uns nachher davon."

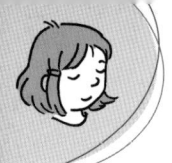

Der Atemkünstler

Zeitbedarf:	ca. 5 Min.
Alter:	für 5 – 12 Jahre
Vorbereitung:	Die Kinder sitzen auf dem Stuhl oder stehen im Kreis. Jedes Kind erhält einen Luftballon.
Ziel:	Lösen körperlicher Anspannungen durch gezieltes Atmen
Einsatz:	als „Aufwecker" oder kleiner Muntermacher vor oder während den Arbeitsphasen
Tipps:	→ Öffnen Sie die Fenster!
	→ Stellen Sie vor der Übung klare Regeln zum Umgang mit den Luftballons auf. Damit beugen Sie einer möglichen Eskalation dieser Übung vor.
	→ Testen Sie vorher, ob sich die Luftballons problemlos aufblasen lassen.

„Stelle dich gut geerdet auf den Boden, und atme 2- bis 3-mal tief durch die Nase in deinen Brust- und Bauchraum.

Achte dabei auf deinen Körper. 🖐 Was macht dein Brustbereich? 🖐
Beobachte mal, wie er sich weitet.

Was macht dein Bauch? 🖐
Beim Einatmen füllt er sich mit Luft und wird ganz groß, wie ein Luftballon. 🖐
Beim Ausatmen zieht sich dein Bauch wieder zurück. Konzentriere dich mal nur auf deinen Bauch. Ist es bei dir auch so? 🖐

Nimm deinen Luftballon zur Hand und atme tief in deinen Bauchraum ein.
Fülle anschließend mit einem einzigen Ausatmen deinen Ballon.
Aber nur von einem Atemzug! 🖐

Wer hat die längste Puste? Wer hat einen großen Ballon gezaubert?

Nun versuchen wir, die Luft aus dem Ballon möglichst leise entweichen zu lassen. Wer schafft es nahezu geräuschlos?"

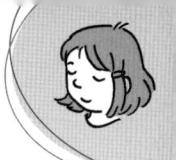

Italienische Küche

Zeitbedarf:	ca. 5 Min.
Alter:	für 5 – 10 Jahre
Vorbereitung:	Alle Kinder stellen sich im Kreis auf, sodass jeder einen Rücken vor sich hat. Alternativ können die Kinder im Stuhlkreis sitzen, wenn viel Platz ist. Auch Paare können gebildet werden. Ein Kind sitzt umgekehrt auf dem Stuhl, das andere Kind steht dahinter. Nach der Massage werden die Rollen getauscht.
Ziele:	→ den eigenen Körper spüren → Berührungen der Mitschüler zulassen
Einsatz:	zur Entspannung nach längeren Arbeitsphasen
Tipps:	→ Lesen Sie den Text langsam, und machen Sie Pausen zwischen den einzelnen Arbeitsschritten. → Erweitern Sie die Zutatenliste nach Belieben.

„Lege deine Hände auf den Rücken des Vordermannes und beginne mit langsamen, kreisenden Bewegungen zu massieren.

Stelle dir vor, der Rücken ist eine Arbeitsfläche und du bist der Pizzabäcker.

Zuerst knetest du den Teig auf dem Rücken.
Dann streichst du den Teig aus, langsam und kraftvoll, bis in die Ecken.

Ist der Teig hauchdünn, kommen die Zutaten drauf:
Tomatenpüree verstreichen, geriebenen Käse verteilen,
Schinken und Salami drauflegen, Oliven reindrücken,
und zum Abschluss noch ein paar Kräuter leicht darüber streuen.

Nun ist die Pizza fertig belegt
und du schiebst sie in den Ofen."

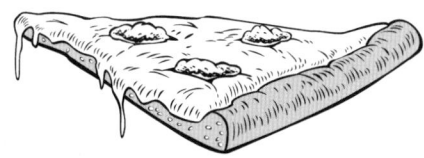

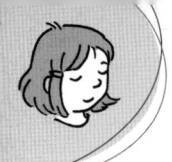

Körperspannung

Zeitbedarf:	ca. 5 Min.
Alter:	für 5 – 12 Jahre
Vorbereitung:	Die Kinder sitzen entspannt auf ihren Plätzen.
Ziele:	➜ Wahrnehmung des eigenen Körpers
	➜ Entspannung für Körper und Geist
Einsatz:	➜ zur Einstimmung auf eine längere Konzentrationsphase
	➜ zur Entspannung nach anstrengender Arbeit oder zwischendurch
Tipps:	➜ Lesen Sie den Text mit ruhiger Stimme langsam und deutlich vor.
	➜ Leise Entspannungsmusik fördert die Entspannungsbereitschaft.

„Schließe deine Augen und werde ganz ruhig.
Atme zweimal langsam und tief ein und aus, ✋ ein und wieder aus.

Spanne jetzt beim Einatmen deine Arme und Beine mit deiner ganzen Kraft an und lasse Arm- und Beinmuskeln beim Ausatmen wieder locker.
Konzentriere dich auf deine Beine und Füße. ✋ Spüre, wie schwer und tief sich deine Füße in den Boden drücken, ✋ so als wären sie fest mit dem Boden verwurzelt. ✋

Spanne beim nächsten Einatmen deine Pobacken so fest an, wie du nur kannst, und lasse anschließend wieder locker. ✋
Spüre, wie fest sich jetzt auch deine Pobacken in die Sitzfläche drücken, ✋ spüre die ganze Auflagefläche deiner beiden Pobacken.

Spanne mit dem nächsten Einatmen deine Rückenmuskeln so gut an wie du nur kannst, indem du einen Katzenbuckel machst und lasse anschließend wieder los. ✋ Nimm wahr, wie tief sich dein Rücken in die Stuhllehne drückt, ✋ spüre die Länge deines Rückens ✋ und die Breite deines Rückens.

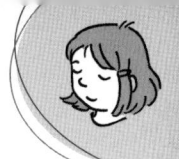

Körperspannung

Mit dem nächsten Einatmen spannst du jetzt deine Gesichtsmuskeln an,
so fest du kannst, und lässt sie anschließend wieder schnell locker. 🖐

Wie fühlt sich jetzt deine Zunge im warmen Gaumen an? Spüre deine weiche
Stirn, deine leicht zuckenden Wimpern und deine Nasenflügel, wie sie sich bei
jedem Atemzug nach außen wölben.
Spüre jetzt die Kleidung auf deiner Haut, am Rücken, an Brust und Bauch,
an den Beinen, am Fuß. 🖐 Bewege deine Hände und Beine, 🖐 und öffne
langsam deine Augen.

Komme jetzt mit deiner vollen Aufmerksamkeit in unseren Raum zurück.

Wie hast du die Körperreise empfunden?" *Es folgt eine kurze Rückmelderunde!*

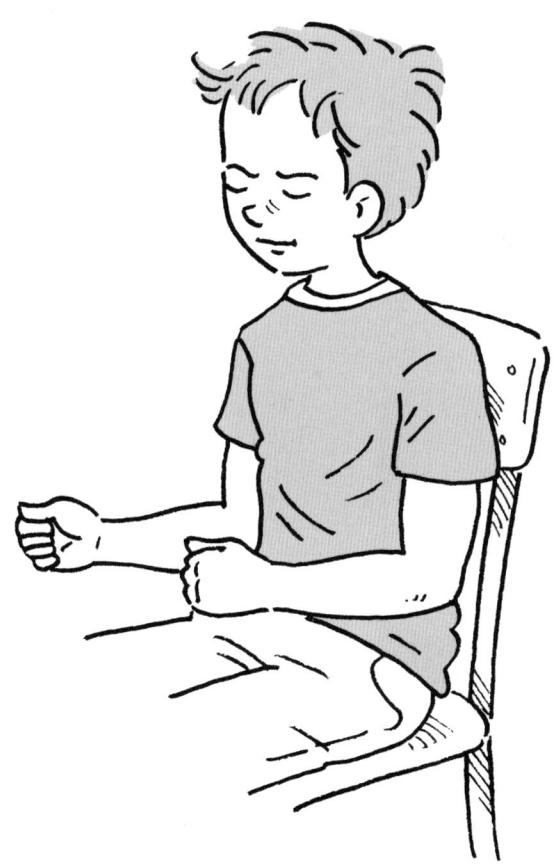

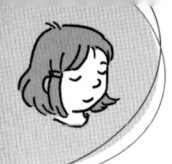

Sonnenaufgang

Zeitbedarf: ca. 5 – 10 Min.

Alter: für 5 – 10 Jahre

Vorbereitung: Die Kinder sitzen paarweise hintereinander.
Die Geschichte wird mit Berührungen auf dem Rücken
des Vordermannes untermalt.

Ziel: Förderung der taktilen Wahrnehmungs- und
Aufnahmefähigkeit

Einsatz: zur Entspannung auch für motorisch eher unruhige Kinder

Tipp: Zeigen Sie den Kindern bei einer Trockenübung, wie die Bil-
der zur Geschichte auf dem Rücken gemalt werden können,
z.B.: Sonnenstrahlen: Ausstreichen mit den Fingern.
Regentropfen: mit den Fingerspitzen langsam auf den
Rücken trommeln.

„Setze dich ganz entspannt und ruhig auf deinen Stuhl.
Bewege dich nicht und sprich nicht.
Konzentriere dich ganz auf die Geschichte, die ich dir nun erzählen werde.
Dein Partner wird sie auf deinem Rücken mit den Fingern untermalen.

Du wohnst in einem riesigen Schloss, umgeben von einer großen Wiese auf
der die schönsten Blumen in den leuchtendsten Farben wachsen.
Es ist früh am Morgen, und die ersten Sonnenstrahlen erreichen deine
große Blumenwiese *(male die Strahlen mit den Fingern)* und erwärmen
diese große Wiese: Pflanze für Pflanze, Blume für Blume *(mit deinen
Händen den Rücken ausstreichen)*.

Du gehst ganz langsam *(mit den Fingern)* um die Wiese herum. Der Wind
streicht leicht über die vielen Blumen.
Die Gräser wiegen sich langsam im Wind hin und her. Ein Schmetterling fliegt
lustig und ausgelassen über die Blütenknospen, die sich langsam öffnen
(leichte Klopfbewegungen).

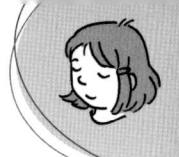

Sonnenaufgang

Mittlerweile ist es Mittag geworden. Die Hitze ist deutlich zu spüren
(reibe deine Hände warm und lege sie auf den Rücken). 🖐
Plötzlich spürst du einen Regentropfen auf deiner Haut. Es werden mehr
und mehr, bis ein Platzregen einsetzt *(Finger trommeln auf den Rücken).* 🖐

Doch genauso schnell wie der Regen gekommen ist, verschwindet er jetzt
wieder. Die Sonne kommt mit ihren kräftigen Sonnenstrahlen wieder hinter
der Wolke hervor und erwärmt die ganze Wiese. 🖐

Auch die Vögel fliegen wieder fröhlich über die Pflanzen und setzen sich auf die
großen Sonnenblumen, um die Kerne rauszupicken *(mit den Fingern picken).* 🖐
Da es dir nun zu heiß wird, läufst du wieder ganz schnell in dein Schloss zurück. Hier ruhst du dich von deinem Spaziergang aus. 🖐

Bleib' jetzt ganz ruhig, sprich nicht und tausche mit deinem Partner den Platz."
Erzählen Sie die Geschichte nochmal von vorne.

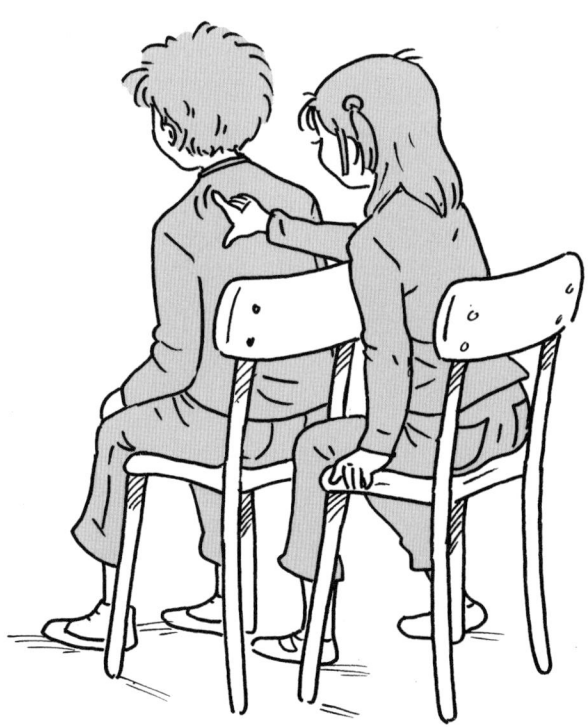

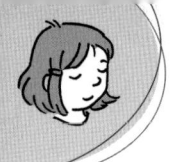

Im Riesenrad

Zeitbedarf:	ca. 10 Min.
Alter:	für 5 – 12 Jahre
Vorbereitung:	Die Kinder sitzen auf ihren Stühlen, mit der Lehne nach vorne, und legen Arme und Kopf darauf. Alternativ können die Kinder Arme und Kopf auch auf dem Tisch ablegen.
Ziel:	körperliche und seelische Entspannung
Einsatz:	→ zum Ausgleich nach körperlicher Anstrengung → zur Entspannung für unruhige Kinder
Tipps:	→ Achten Sie auf ausreichend Abstand zum Stuhlnachbarn! → Machen Sie kleine Pausen zum Nachspüren. → Leise Musikuntermalung verstärkt die Entspannung. → Lassen Sie die Kinder anschließend berichten.

„Setze dich bequem und entspannt auf deinen Stuhl. Schließe die Augen. Lege nun alle Gedanken, die dir in den Kopf kommen, auf ein Fließband und beobachte, wie sie sich immer weiter von dir entfernen.

Dein Kopf liegt schwer auf deinen Armen, dein Nacken und die Schultern fühlen sich leicht an, dein Atem ist ruhig und gleichmäßig, und es gibt nichts mehr, was dich jetzt stört.
Du fühlst dich richtig wohl, und es geht dir sehr gut.

Du wirst auf einem Volksfest zu einer Fahrt im Riesenrad eingeladen.
Mit deinem Papa steigst du in eine Gondel, kuschelst dich an ihn und merkst, wie sich nach kurzer Zeit das Riesenrad in Bewegung setzt.

Ganz langsam beginnt es seine Runden zu drehen. Je weiter du nach oben kommst, desto leiser werden die Geräusche, und die Aussicht wird besser.
Als du ganz oben ankommst, stoppt das Rad.
Schau dich einmal um, was du hier oben alles entdecken kannst.
Fühle nun die wärmenden Sonnenstrahlen in deinem Gesicht.

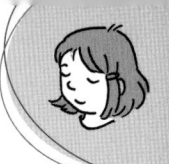

Im Riesenrad

Der warme Wind streicht dir übers Gesicht. Du fühlst dich richtig wohl!

Mit einem leichten Ruck setzt sich das Riesenrad wieder in Bewegung und bringt dich sicher nach unten zurück.

Öffne jetzt langsam deine Augen, atme noch mal kräftig in deinen Bauchraum, stehe langsam auf und schüttle deinen Körper kräftig aus."

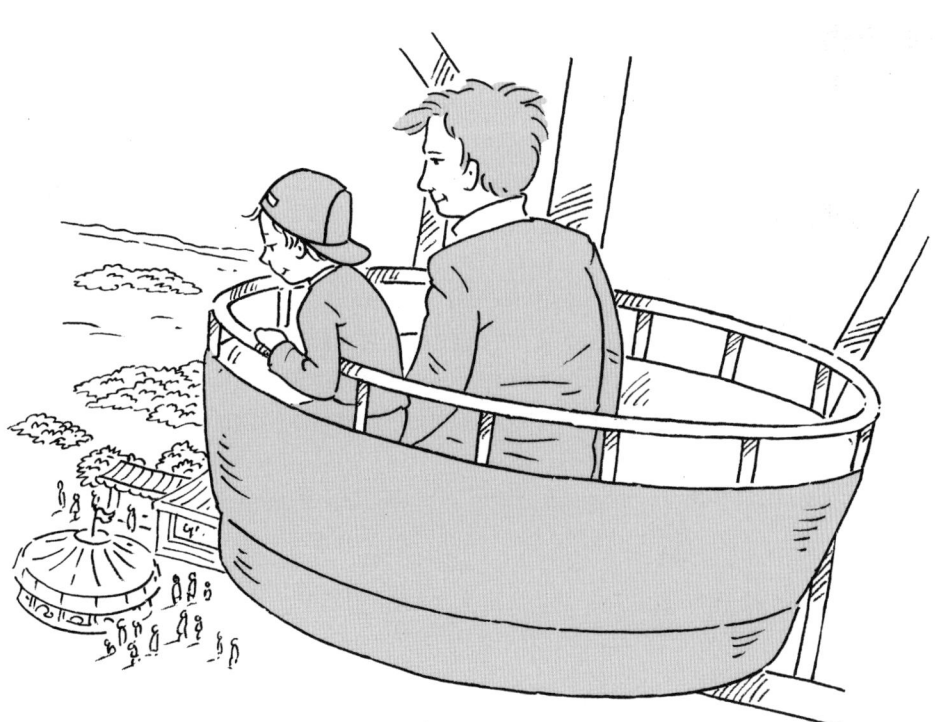

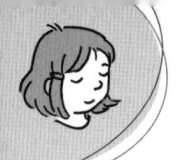

Ein Flug zum Paradiesplaneten

Zeitbedarf: ca. 10 – 15 Min.

Alter: für 8 – 12 Jahre

Vorbereitung: Die Kinder bilden einen Stuhlkreis.
Zünden Sie eine Kerze an, wenn Sie möchten.

Ziel: mentale Entspannung

Einsatz: zur Beruhigung und Entspannung nach anstrengenden Arbeitsphasen

Tipp: Leise Entspannungsmusik wird als angenehm empfunden.

„Schließe deine Augen oder fixiere einen Punkt, z.B. eine Kerze in der Mitte des Kreises. Atme zweimal tief ein und wieder tief aus.

Du wirst von einem Raumschiff ins Weltall abgeholt. Nachdem du in der Kapsel Platz genommen hast und dich angeschnallt hast, setzt sich das Raumschiff in Bewegung.
Du wirst dabei mit aller Kraft in den Sitz gedrückt.
Es ist ein tolles Gefühl. Spür' das Kribbeln in deinem Bauch.
Ein Blick aus deinem Fenster zeigt dir, wie schnell du dich von der Erde wegbewegst. Schau mal, in welchen Farben die Erdkugel leuchtet.
Du siehst ein intensives Meerblau, ein saftiges Grün, ein ockerschimmerndes Braun und ein leuchtendes Gelb.
In dem dunklen Weltall glitzern und funkeln die Sterne wie Diamanten und Kristalle. Rotglühende Feuerbälle sausen immer wieder an deinem Raumschiff vorbei.

Es ist fantastisch, wie unendlich weit dir das Weltall erscheint.

Doch plötzlich setzt das Raumschiff zur Landung an. Die Tür öffnet sich langsam. Du erkennst eine saftig grüne Wiese mit leuchtend bunten Blumen, wie du sie noch nie gesehen hast.
Du steigst aus und schreitest auf dieser wohlig warmen Wiese barfuß umher.
Du fühlst dich so wohl. Dir geht es so gut.

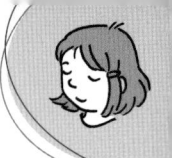

Ein Flug zum Paradiesplaneten

Du entdeckst riesige Obstbäume mit schnurgeraden Bananen, länglichen Äpfeln und knallroten Riesenkirschen.
Du probierst von allen Früchten, und sie schmecken so saftig und gut.
Du bist dir sicher, das muss der Paradiesplanet sein.

Schau dich um, was du noch alles entdecken kannst. *1 Min.*

Von Weitem hörst du das Signal des Raumschiffes zum Aufbruch.
Du verabschiedest dich von diesem schönen Ort und läufst hüpfend zurück.
Mach' es dir wieder bequem im Raumschiff, und schnalle dich an. Du hörst das Summen der Motoren und spürst, wie leicht das Raumschiff wieder abhebt.

Du kannst auch schon wieder die Erde entdecken. Nach einem gemütlichen Flug landest du wieder sicher auf der Erde. Schau mal, wer dich alles begrüßt.

Öffne langsam deine Augen und komme in unseren Raum zurück.

Steh' auf und schüttle deine Arme und Beine kräftig aus!"

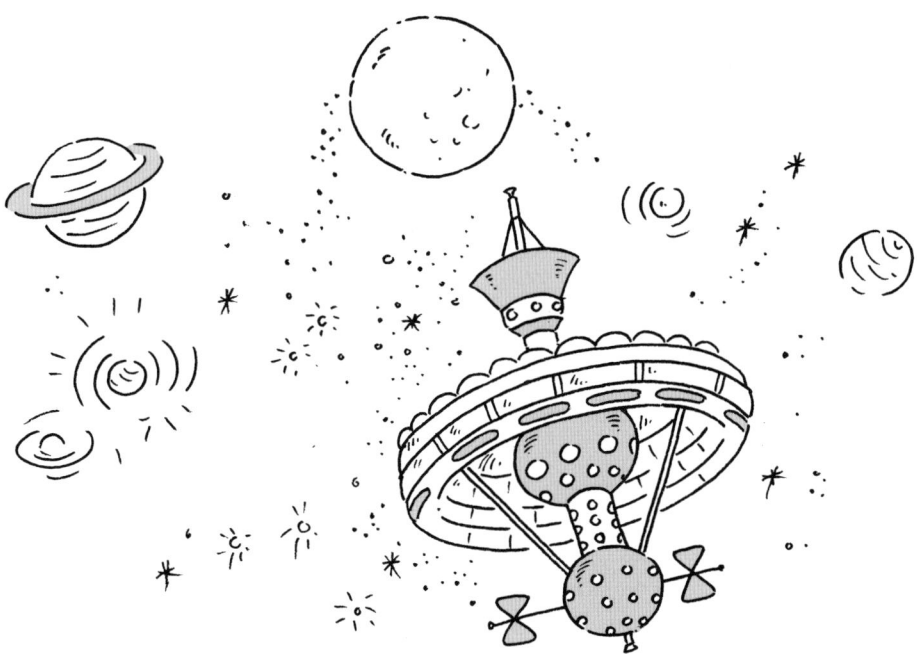

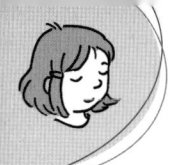

Dein Wohlfühlort

Zeitbedarf:	ca. 5 – 10 Min.
Alter:	für 7 – 12 Jahre
Vorbereitung:	Die Kinder sitzen in Kutscherhaltung auf ihren Stühlen: Oberkörper nach vorne beugen, Ellenbogen auf den Oberschenkeln ablegen
Ziel:	körperliche und geistige Entspannung durch teilgeführte Reisen
Einsatz:	zur Entspannung nach langen Konzentrationsphasen
Tipps:	➜ Leise Musik fördert die Entspannungstiefe.
	➜ Beginnen Sie mit einer Atemübung.
	➜ Lassen Sie die Kinder anschließend kurz berichten.

„Erinnere dich jetzt an einen Ort, an dem du schon einmal gewesen bist, vielleicht im Urlaub, oder auch zu Hause in deiner näheren Umgebung. Ein Ort, an dem du dich sehr, sehr wohlgefühlt hast, an den du immer wieder gerne zurückdenkst.

Warst du alleine an diesem Ort? Oder war jemand dabei?

Wie hat dieser Ort ausgesehen? War ein Berg in der Nähe? Oder ein Gewässer? Waren dort viele Häuser? Oder viele Menschen?

Welche Jahreszeit war damals? Wie war das Wetter? Was hat dir an diesem Ort so gut gefallen?

Kannst du dir vorstellen, diesen Ort in Gedanken aufzusuchen, wenn es dir mal schlecht geht?

Bleibe noch eine Weile an diesem Wohlfühlort. Genieße diesen Ort. *1 Min.*

Komme wieder langsam in unser Zimmer zurück, öffne deine Augen, strecke und dehne dich so gut du kannst, stehe anschließend auf und schüttle deinen Körper gut aus."

Es folgt eine kleine Rückmelderunde.

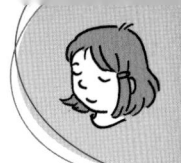

Schlafmütze

Zeitbedarf:	ca. 3 – 5 Min.
Alter:	für 5 – 10 Jahre
Vorbereitung:	Die Kinder sitzen verkehrt herum auf ihren Stühlen. Arme und Kopf sind auf der Lehne abgelegt. Die Augen sind geschlossen.
Ziel:	geistige und körperliche Entspannung
Einsatz:	zur schnellen Ruhefindung
Tipps:	→ Bewegen Sie sich ganz leise durch die Reihen.
	→ Angenehm leise Musik unterstützt die Entspannung.

„Setze dich bequem hin. Schließe deine Augen.

Ruhe dich jetzt so lange auf deinem Stuhl aus, bis du von mir angetippt wirst.

Spürst du ein Tippen auf deiner Schulter, öffnest du deine Augen und kommst leise in die bequeme Sitzposition zurück. Verhalte dich anschließend absolut ruhig.

Jetzt kannst du sehen, wer schon alles aufgeweckt wurde.

Wer ist der Letzte? Wer darf heute die Schlafmütze sein?"

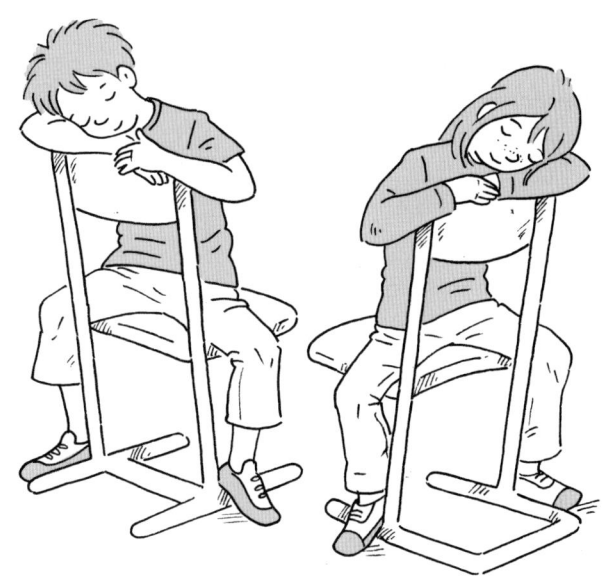

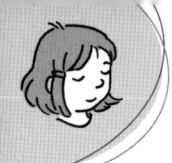

Der Turm der tausend Zimmer

Zeitbedarf:	ca. 10 Min.
Alter:	für 5 – 10 Jahre
Vorbereitung:	Die Kinder sitzen in bequemer Kutscherhaltung auf ihren Stühlen. Bei der Kutscherhaltung ist der Oberkörper nach vorne geneigt, die Ellenbogen liegen auf den Oberschenkeln, und der Kopf wird hängengelassen. Halten Sie, wenn möglich, Entspannungsmusik bereit.
Ziele:	→ Ruhe erfahren und aushalten lernen → gedanklich der eigenen Fantasie folgen
Einsatz:	zur Entspannung nach langen Arbeitsphasen
Tipps:	→ Beginnen Sie die Fantasiereise mit einer Atemübung. → Sorgen Sie vor oder während der Übung für genügend Frischluftzufuhr. → Lassen Sie die Kinder anschließend kurz berichten.

„Du machst mit deiner Klasse einen Ausflug zu einem ganz hohen und mächtigen Turm in einer weit entfernten Stadt. Du bist schon sehr gespannt, was dich erwartet. Du hast schon einiges von diesem tollen Turm gehört, der angeblich tausend Räume in sich trägt. 🖐

Bei der Ankunft schaut alles riesig und märchenhaft aus, wie aus Tausendundeiner Nacht. Die Eingangstür ist aus purem Gold und öffnet sich von ganz alleine, wenn man anklopft. 🖐

Innen siehst du einen mächtigen Eingangsbereich, in dem die tollsten Farben glitzern. Die Türen sind mit viel Gold verziert. 🖐

Sieh mal nach, was in großer Schrift an den Türen steht. 🖐
An der ersten Tür steht: ‚Bleib in deinem Klassenzimmer‘.
An der zweiten Tür steht: ‚Mache eine tolle Urlaubsreise mit deiner Familie‘.
An der dritten Tür steht: ‚Unternimm eine Fahrt mit dem Heißluftballon‘.
An der vierten Tür steht: ‚Besuch‘ doch mal wieder Oma und Opa‘,
und an der fünften Tür steht: ‚Ein tolles Abenteuer wartet auf dich!‘.

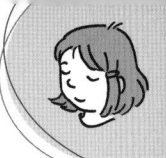

Der Turm der tausend Zimmer

Du zählst bis zehn und entscheidest dich dann für eine Tür. 🖐
Klopfe an die gewünschte Tür, die sich wieder von selbst öffnet. 🖐
Schau mal, wer schon alles auf dich wartet.
Du kannst jetzt das tun, was du schon immer mal tun wolltest.

🖐 *2 Min. mit entspannter Musik*

Obwohl es dir sehr gut gefällt, musst du dich jetzt leider von allen Leuten verabschieden. 🖐 Du verlässt wieder diesen wunderschönen Raum und gehst zurück zum Eingangsbereich. 🖐

Langsam kommen alle deine Mitschüler zum Treffpunkt.
Ihr könnt es gar nicht mehr erwarten, von eurem schönen Erlebnis zu erzählen. 🖐

Öffne jetzt deine Augen, strecke und dehne dich nach allen Seiten, und setze dich wieder aufrecht auf deinen Stuhl."

Es folgt eine kurze Rückmelderunde:
Was hast du alles erlebt und gesehen?

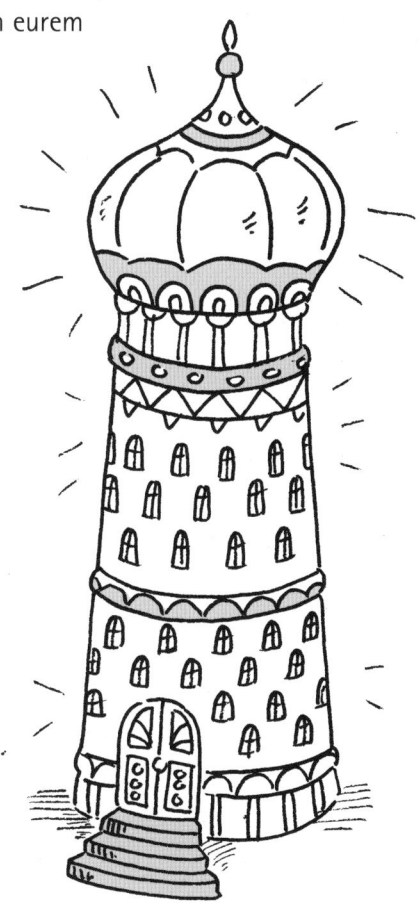

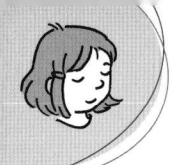

Körperreise

Zeitbedarf:	ca. 10 Min.
Alter:	für 6 – 12 Jahre
Vorbereitung:	Die Kinder sitzen aufrecht auf ihren Stühlen.
Ziel:	körperliche und geistige Entspannung durch geführte Körperreise
Einsatz:	nach geistiger und körperlicher Anstrengung
Tipps:	→ Sorgen Sie für Frischluft.
	→ Beginnen Sie mit einer Atemübung.
	→ Leise Musikuntermalung fördert den Entspannungserfolg.
	→ Lassen Sie den Kindern ausreichend Zeit zum Nachspüren.

„Setze dich bequem und aufrecht auf deinen Stuhl. 🖐

Gehe mit deinen Gedanken zu deinen Beinen und spüre, wie beide Beine sich ganz fest in den Boden drücken. Merkst du die angenehme Schwere in deinen Füßen und Beinen? 🖐

Gehe jetzt mit deinen Gedanken zu deinen Pobacken, und spüre die gesamte Auflagefläche deiner Pobacken.🖐
Nimm wahr, wie dein Po sich jetzt ganz tief in den Stuhlsitz drückt, wie angenehm schwer sich dein ganzer Po jetzt anfühlt! 🖐

Wandere mit deinen Gedanken weiter zu deinem Rücken. Wie fühlt sich dein Rücken an? 🖐 Spüre die ganze Fläche deines Rückens. Spüre, wie dein Rücken sich jetzt angenehm tief in die Stuhllehne drückt. Spüre den intensiven Kontakt deines Rückens mit der Lehne! 🖐

Gehe jetzt mit deinen Gedanken dahin wo sie gemacht werden, in deinen Kopf. 🖐 Fühle die Schwere deines Kopfes. Beobachte deinen Kopf, in welche Richtung er fallen will, wenn du die Anspannung loslässt. 🖐 Fällt er nach unten? Kippt er nach hinten oder auf die Seite? 🖐
Wie fühlen sich dein Hals an, 🖐 dein Nacken, deine Schultern, 🖐 deine Arme? 🖐

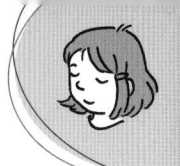

Körperreise

Nimm deinen gesamten Körper wahr! An welcher Stelle fühlt er sich jetzt besonders schwer an? *1 Min.*

Öffne langsam deine Augen, komme mit deiner Aufmerksamkeit in unser Zimmer zurück. Atme noch einmal tief ein und aus. Strecke dich nach allen Seiten, und stehe ganz langsam in deinem Tempo auf.

Schüttle und rüttle nun intensiv deinen Körper aus."

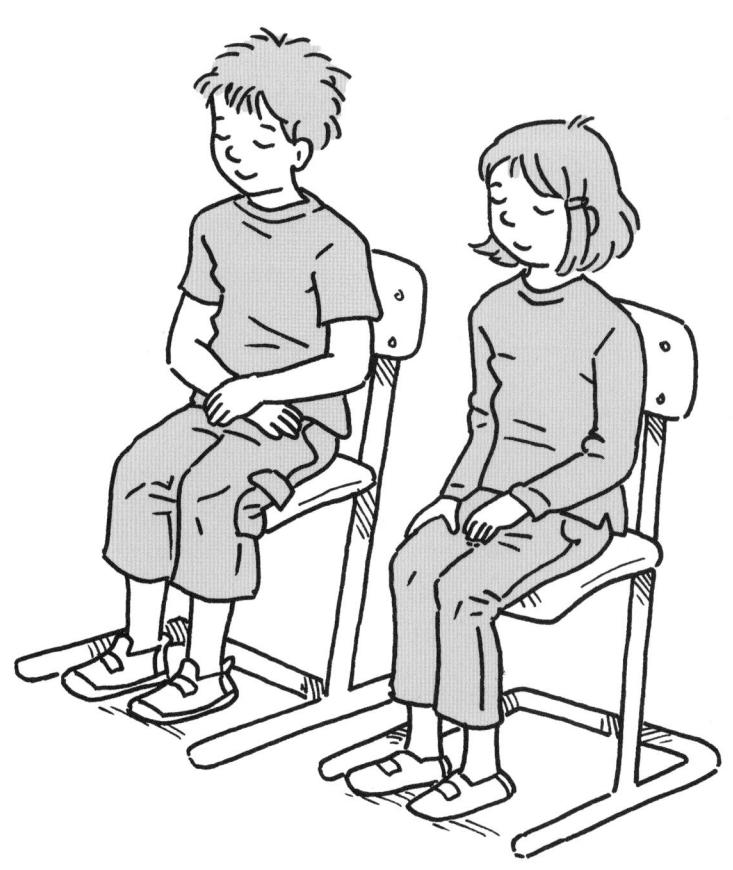

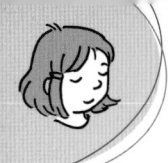

Das Energieband

Zeitbedarf:	ca. 5 Min.
Alter:	für 8 – 12 Jahre
Vorbereitung:	Die Kinder stehen im Kreis oder am Tisch und achten auf ausreichend seitliche Bewegungsfreiheit.
Ziele:	→ mentales Training → absolute Konzentration → Dehnung der Armmuskulatur
Einsatz:	→ zur Entspannung zwischen den Stunden → zielgerichtete Wahrnehmungsübung → als mentale Kraftübung
Tipps:	→ Führen Sie die Übung sehr langsam durch. → Geben Sie den Kindern Zeit zur Wahrnehmung ihres Körpers. → Entspannungsmusik ist hilfreich.

„Stelle dich mit beiden Beinen schulterbreit gut geerdet auf den Boden. Drücke die Knie nicht ganz durch, lasse sie ein bisschen locker. Kippe dein Becken nach vorne. Jetzt stehst du ganz gesund da.

Atme zweimal intensiv in deinen Brust- und Bauchraum.

Lege deine Hände in Bauchnabelhöhe so aneinander, dass deine Fingerspitzen sich berühren.
Stelle dir jetzt vor, deine Finger sind mit einem Gummiband verbunden. Ziehe die Hände auseinander, dein Gummiband dehnt sich.
Lasse locker, das Band zieht sich wieder zusammen.

Schließe deine Augen, und bringe deine Hände wieder in die Ausgangsstellung in Bauchnabelhöhe.

Gehe ganz langsam mit deinen Händen nach außen, und spür' die Dehnung des Gummibandes. Gehe so weit nach außen, wie du es schaffst. Spürst du die Spannung des Gummis? Spürst du die Dehnung in deiner Brust?

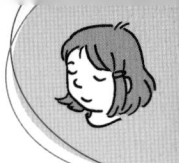

Das Energieband

Komme anschließend mit deinen Armen so weit nach vorne, wie du kannst und führe deine Fingerspitzen wieder ganz langsam zusammen.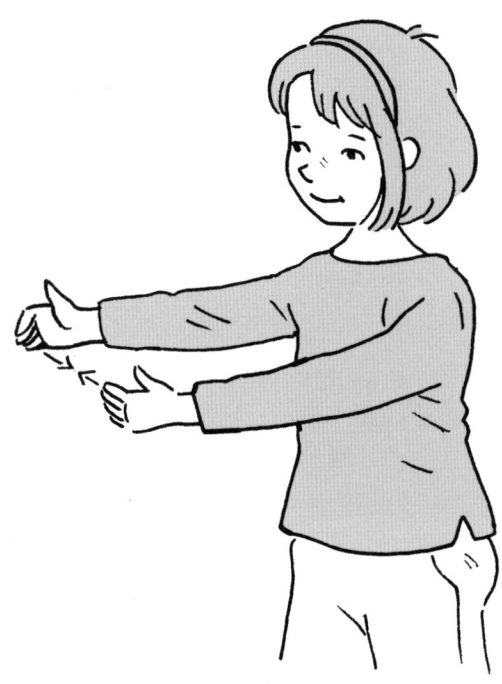

Lasse die Schultern dabei unten. Entspanne deine Oberarme, und achte auf eine aufrechte Kopfstellung.

Anschließend wiederholst du die Übung in umgekehrter Reihenfolge:

Ziehe deine Hände mit dem imaginären Gummiband wieder auseinander. Spüre die Spannung des Gummis.

Gehe mit beiden Händen wieder nach hinten zur Seite zurück, sodass du eine Dehnung in deiner Brust spürst.
Führe beide Hände wieder langsam zusammen und spüre die nachlassende Spannung des Gummis. Jetzt berühren sich deine Fingerspitzen wieder.

Zum Abschluss schüttelst du deine Finger, Hände und Arme so fest aus wie du möchtest."

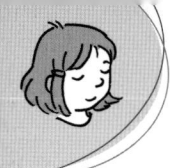

Der Kopfdreher

Zeitbedarf:	ca. 3 – 5 Min.
Alter:	für 8 – 12 Jahre
Vorbereitung:	Die Kinder stehen auf ihren Plätzen. Die Schultern sind locker und nicht nach oben gezogen. Die Arme baumeln seitlich nach unten. Der Blick ist geradeaus gerichtet.
Ziel:	Lockerung der Hals- und Nackenmuskulatur
Einsatz:	zur Entspannung nach langen Schreibphasen
Tipps:	→ Führen Sie diese Übung langsam aus, damit die Muskeln sich der Dehnung anpassen können.
	→ Beim dritten Übungsabschnitt lässt sich der Kopf in der Regel weiter nach hinten drehen, da der Muskel sich der Dehnung bereits angepasst hat.
	→ **Achtung:** Der Kopf ist kein Kugelgelenk. Erinnern Sie die Kinder daran, dass sie den Kopf nicht im Kreis drehen sollen, sondern nur nach links und rechts.

„Stelle dich schulterbreit mit beiden Beinen gut geerdet auf den Boden. Die ganze Fußsohle hat festen Kontakt zum Boden, deine Zehen, deine Fußballen, deine Fersen. 🖐 Dein Atem fließt ruhig durch deinen Körper. 🖐 Dein Blick geht geradeaus.

Beginne jetzt ganz langsam, deinen Kopf nach rechts zu drehen. 🖐 Drehe ihn bis zum Anschlag, aber ohne Schmerzen. Fixiere jetzt einen Punkt oder Gegenstand, den du aus deinem Blickwinkel noch sehen kannst. 🖐 Komme anschließend im langsamen Tempo wieder zur Mitte zurück.

Wiederhole diese Übung ebenso zur linken Seite bis zum Anschlag. Komme anschließend wieder zur Mitte zurück.

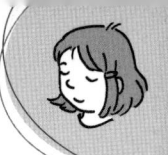

Der Kopfdreher

Schließe deine Augen, und mache diese Übung nur in Gedanken, erst nach rechts, dann nach links. Dein Kopf wird nicht bewegt. Öffne deine Augen, sobald du mit dieser gedanklichen Übung fertig bist.

Bewege deinen Kopf zum Abschluss noch mal mit offenen Augen langsam nach rechts und links. Was konntest du beim dritten Mal feststellen?"

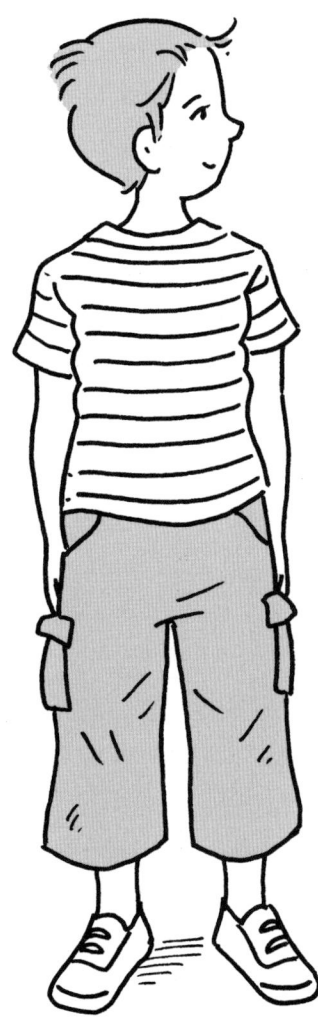

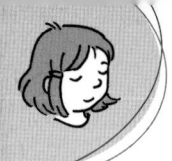

Das Fantasieseil

Zeitbedarf:	ca. 5 Min.
Alter:	für 6 – 10 Jahre
Vorbereitung:	Die Kinder sitzen im Stuhlkreis. Alle halten etwas Abstand zum Nachbarn ein.
Ziel:	Streckung und Dehnung der Arm-, Hals- und Nackenmuskulatur
Einsatz:	→ zur Lockerung der Armmuskeln → nach längeren Schreibphasen
Tipp:	ruhige Musik fördert die Entspannungstiefe

„Setze dich ganz entspannt auf deinen Stuhl und stelle dir in deiner Fantasie ein langes Seil vor. Es hängt vom Himmel herunter und baumelt vor deinen Augen.

Fass' mal mit beiden Händen an das Seil und zieh' dich daran hoch und höher. Ziehe dich so weit nach oben, bis du ganz ausgestreckt auf deinen Zehenspitzen stehst.

Jetzt nimm das Seil etwas lockerer zwischen deine Hände, und seile dich langsam Stück für Stück wieder nach unten ab. Gehe so weit nach unten, bis dein Körper wieder auf deinem Stuhl sitzt.

Wiederhole die gleiche Übung noch mal mit geschlossenen Augen.

Stelle dir wieder das Seil vor, das locker vom Himmel herunterbaumelt. Ziehe dich kraftvoll daran nach oben, so weit du kannst. Komme anschließend wieder langsam auf die Stuhlfläche zurück.

Bei welcher Übung kannst du deinen Körper intensiver wahrnehmen, bei der Übung mit offenen oder mit geschlossenen Augen?"

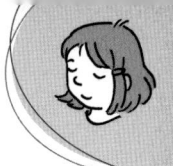

Klopfmassage

Zeitbedarf:	ca. 5 Min.
Alter:	für 5 – 10 Jahre
Vorbereitung:	Die Kinder stellen sich paarweise zusammen, sodass einer den Rücken vor sich hat. Der Hintermann führt die Klopfmassage auf dem Rücken des Vordermannes durch.
Ziele:	→ Berührungen als wohltuend erfahren → fördert die Durchblutung im Schulter- und Rückenbereich
Einsatz:	als wohltuende Massage im Schulter- und Rückenbereich
Tipp:	Weisen Sie die Kinder darauf hin, behutsam und vorsichtig zu klopfen. Die Wirbelsäule und die Schulterblätter sollen dabei nicht berührt werden.

„Klopfe jetzt ganz vorsichtig mit deinen Fingern auf den Rücken des Mitschülers.

Stelle dir dabei vor, du tippelst leise auf eine Trommel.

Bewege deine Finger über die Muskulatur der gesamten Rückenfläche. Lasse dabei die Wirbelsäule aus.

Stell' dir nun vor, der Rücken ist die Tastatur deines Computers. Schreibe einige lustige Sätze darauf.

Klopfe jetzt mit deiner ganzen Handfläche auf den Rücken. Stell' dir dabei vor, du klopfst einen Pizzateig glatt.

Streiche nun ausgiebig mit deiner Handfläche über den Rücken. Stell' dir vor, du wischst die Brotkrümel vom Tisch.

Nach diesem Ausstreichen tauschst du mit deinem Vordermann den Platz."

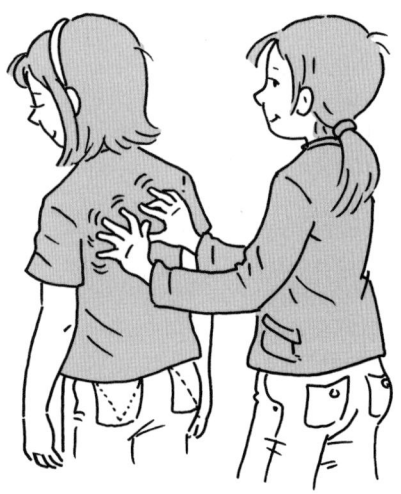

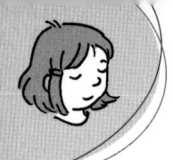

Mein farbiger Blickwinkel

Zeitbedarf:	ca. 3 – 5 Min.
Alter:	für 5 – 10 Jahre
Vorbereitung:	Die Kinder sitzen verkehrt herum auf ihren Stühlen. Achten Sie auf eine gesunde und aufrechte Rückenhaltung.
Ziel:	die Konzentration auf nur einen begrenzten Bereich lenken können
Einsatz:	→ zur Konzentrationssteigerung → zur Lockerung der Hals- und Nackenmuskulatur
Tipp:	Wählen Sie anfangs einen Farbton aus, den viele Kinder sehen können, dadurch bleibt die Motivation zum Weitermachen erhalten.
Variante:	Gegenstände mit einem bestimmten Anfangsbuchstaben suchen

„Bewege deinen Kopf in eine für dich wohltuende Stellung, entweder ganz weit nach rechts zur Seite, nach links zur Seite, nach unten oder schräg nach oben.

Bleibe in dieser Position, ohne dich weiter zu bewegen. Deine Kopfposition ist jetzt „eingefroren". Nur deine Augen dürfen überallhin rollen.

Schau mal, was du in deiner Kopfhaltung alles entdecken kannst.

Ich nenne dir jetzt eine Farbe. Du speicherst diese Farbe und lässt deine Augen rollen.

Welche Gegenstände in deinem Blickfeld haben diesen Farbton?

Achte auch auf ähnliche Farbtöne, und merke dir die Gegenstände in deinem Sichtbereich.

Was kannst du aus deinem begrenzten Blickwinkel alles sehen. Welche Farben entdeckst du sonst noch?

Behalte deine Kopfposition so lange bei, bis die Übung beendet wird."

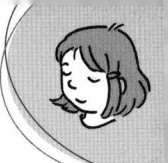

Pasta in Italien

Zeitbedarf:	ca. 5 – 10 Min.
Alter:	für 5 – 10 Jahre
Vorbereitung:	Die Kinder sitzen paarweise hintereinander. Der Rücken des Vordermannes wird die Arbeitsfläche zum Ravioli-machen.
Ziele:	→ den eigenen Körper spüren → Berührungen durch Mitschüler zulassen können
Einsatz:	zur Entspannung nach längeren Lerneinheiten
Tipps:	→ Lesen Sie den Text langsam vor und machen Sie kurze Pausen zwischen den Arbeitsschritten. → Leise Musikuntermalung fördert die Entspannungs-bereitschaft.

„Setze dich ganz entspannt und bequem auf deinen Stuhl. Halte ganz still und sprich nicht. Konzentriere dich nun ganz auf die Geschichte, die ich dir erzählen werde. Dein Partner wird die Geschichte auf deinem Rücken mit den Händen untermalen.

Du machst Urlaub in Italien, es ist wunderschön warm. Du warst heute schon viel im Wasser und ruhst dich gerade im feinen warmen Sand aus. Doch plötzlich weht ein leckerer Ravioliduft in deine Nase. Dir läuft das Wasser im Mund zusammen und du spürst ein Hungergefühl in deinem Bauch.

Du machst dir jetzt selbst ganz leckere Ravioli:
Zuerst knetest du die einzelnen Zutaten Mehl, Wasser, Salz und Ei zu einem Nudelteig. Anschließend rollst du den Teig über die ganze Fläche gut aus. Dann setzt du die vorbereitete Füllung häufchenweise auf den Teig und legst eine zweite Nudelplatte darüber. Drücke jetzt um deine Häufchen den Teig mit den Fingern vorsichtig an. Jetzt stichst du mit einem Plätzchenausstecher lauter kleine Ravioli aus und gibst sie in den Topf.

Mache kurz deine Arbeitsplatte sauber und tausche dann mit deinem Partner leise den Stuhl."

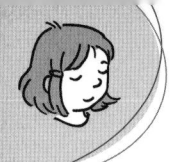

Progressive Muskelentspannung

Zeitbedarf:	ca. 10 Min.
Alter:	für 5 – 12 Jahre
Vorbereitung:	Die Kinder sitzen aufrecht auf ihren Stühlen. Achten Sie darauf, dass nichts den Körper einengt, wie z.B. Hosenknöpfe, Gürtel, Armbänder, Uhren.
Ziel:	maximale Entspannung durch maximale Anspannung
Einsatz:	zur körperlichen und geistigen Entspannung vor oder nach anstrengenden Arbeitsphasen
Tipps:	➜ Leise Entspannungsmusik fördert Ruhefindung und Entspannung.
	➜ Lassen Sie den Kindern genügend Zeit zum Nachspüren.

„Deine Mama backt einen Kuchen, und du hast Lust zu helfen. Sie bittet dich, zwei Zitronen auszudrücken.

Drücke mit deiner ganzen Kraft mit beiden Händen je eine halbe Zitrone aus. Ich zähle dabei bis drei! Anspannen: jetzt! 1–2–3, und wieder schnell loslassen. Spüre deine Hände, spüre deine Handinnenflächen und deine Finger. Du spürst die gute Durchblutung. Deine Finger fühlen sich ganz dick an. Jetzt kommt die zweite Zitrone. Anspannen: jetzt! Und 1–2–3, wieder loslassen. Wie fühlen sich deine beiden Hände jetzt an? Wie fühlen sich deine Finger an?

Plötzlich kommt deine Katze durch die Tür geschlichen, macht einen Katzenbuckel und streckt sich anschließend ganz lang, in dem sie ihren Rücken durchdrückt. Das kannst du auch, denkst du dir.

Strecke deine beiden Arme ganz weit in Brusthöhe nach vorne, setze das Kinn auf die Brust und mache einen Katzenbuckel. Anspannen: jetzt! 1–2–3, lasse schnell los! Spüre deinen Rücken, deine Schultern und deine Oberarme. Wir wiederholen die Übung: Arme nach vorne, Kinn auf die Brust, Katzenbuckel machen. 1–2–3, lasse schnell locker. Du willst auch das Hohlkreuz ausprobieren.

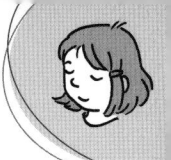

Progressive Muskelentspannung

Lasse deine Arme seitlich neben den Stuhl hängen, strecke deinen Brust- und Bauchraum nach vorne, bilde ein Hohlkreuz. Alles anspannen und 1–2–3, lasse schnell los. Spüre in deinen Rückenbereich hinein. Wo kannst du deine Muskeln wahrnehmen?

Jetzt wiederholen wir die Übung: Arme seitlich hängenlassen. Brust und Bauch nach vorne strecken. Bilde ein Hohlkreuz. Alles anspannen: 1–2–3, lasse schnell alles locker. Spürst du irgendwo etwas?

Deine Freundin hat eine Schildkröte bekommen. Du hast sie bei deinem letzten Besuch genau beobachtet, wie sie ihren Kopf immer wieder weit nach vorne aus dem Panzer rausstreckt. Das kannst du auch!

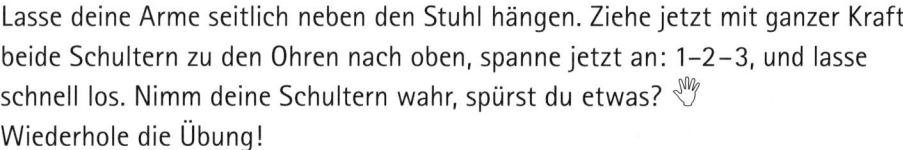

Lasse deine Arme seitlich neben den Stuhl hängen. Ziehe jetzt mit ganzer Kraft beide Schultern zu den Ohren nach oben, spanne jetzt an: 1–2–3, und lasse schnell los. Nimm deine Schultern wahr, spürst du etwas? Wiederhole die Übung!

Mache deinen Hals ganz lang, strecke den Kopf nach oben, lasse die Arme hängen, drücke deine Handflächen ganz tief Richtung Boden und spanne fest an: 1–2–3, lasse wieder los, spüre nach! Wiederhole die Übung!

Spanne jetzt alle Muskeln deines Körpers an, so fest du kannst: 1–2–3, lasse alles wieder locker. Spüre in deinen Körper hinein, wo kannst du noch Anspannungen feststellen?

Wiederhole diese Übung noch ein letztes Mal! Spüre noch mal nach!

Du öffnest langsam deine Augen. Bewege deine Hände, schüttle deine Finger. Dehne und strecke dich, mache dich breit und lang.

Steh jetzt langsam auf und schüttle deinen ganzen Körper aus."

Entspannungsübungen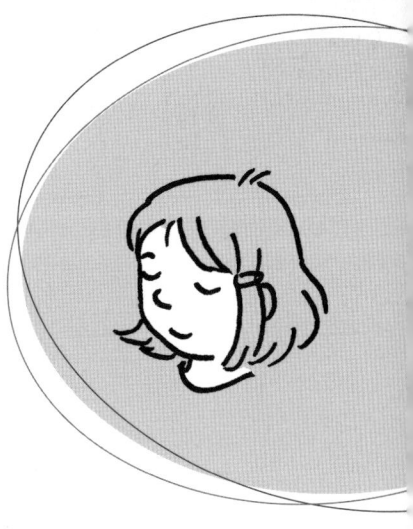

Bewegungsspiele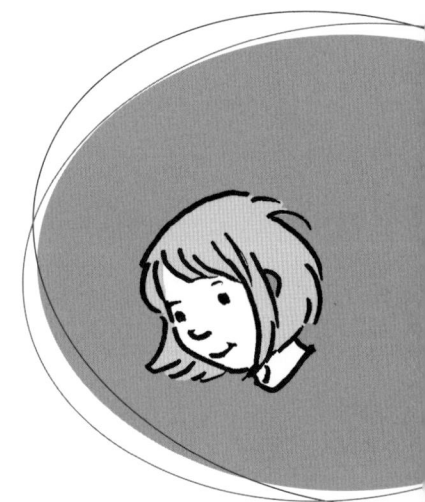

Konzentrationsübungen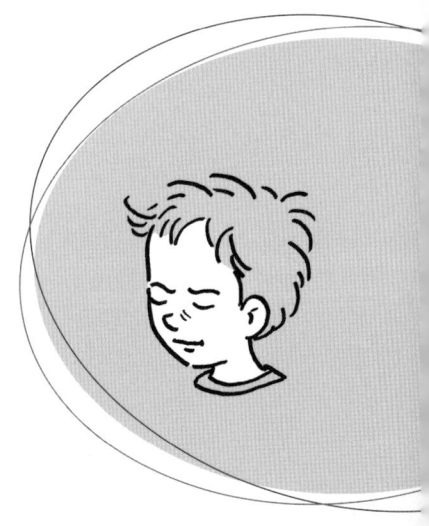

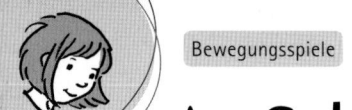

Im Galopp

Zeitbedarf:	ca. 10 Min.
Alter:	für 5–12 Jahre
Vorbereitung:	Die Kinder bilden einen Stuhlkreis und achten dabei auf ausreichende Bewegungsfreiheit. Erklären Sie den Kindern die Übung in einer Proberunde:

Gehen der Pferde – klatsche langsam und rhythmisch auf deine Oberschenkel

Galoppieren der Pferde – klatsche schnell und rhythmisch auf die Oberschenkel

Applaus der Zuschauer – klatsche in die Hände

Jubeln – strecke die Arme nach oben und jubele

Kameraleute filmen – dreh' die Kurbel einer Kamera vor deinen Augen

Fotografieren – mache „Klick"-Geräusche

Wassergraben – springe in die Luft und gehe anschließend tief in die Hocke

Rechtskurve – lehne dich weit nach rechts rüber

Linkskurve – lehne dich weit nach links rüber

Hindernis – du hüpfst nach oben

Du trippelst während der ganzen Übung mit den Füßen.

Ziele:	→ steigert die Reaktionsfähigkeit und die Schnelligkeit
	→ bringt den Kreislauf in Schwung
Einsatz:	→ als „Aufwecker" vor oder zwischen den Stunden
	→ zur Auflockerung der Klassen
	→ als „Spaßmacher"
Tipps:	→ Lassen Sie Frischluft in den Raum.
	→ Sie können die Spielgeschwindigkeit steigern, indem Sie die Aktionen schnell hintereinander ansagen.
	→ Lassen Sie die Übung einige Minuten durchlaufen.

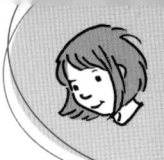

Im Galopp

Variieren Sie den Ablauf des Rennens nach Belieben, und überraschen Sie die Kinder mit spontanen Kommandos!

„Du bist mit deiner Klasse zu einem Pferderennen eingeladen. Nachdem du Platz genommen hast, beginnt das Rennen."

Hier ein Beispiel für Ansagen, die Sie machen können.
Variieren Sie den Ablauf nach Belieben:

Die Pferde gehen langsam zum Startblock.
Die Zuschauer begrüßen Pferde und Reiter mit kräftigem Applaus.
Dann beginnt das Rennen mit dem Startschuss, die Pferde galoppieren los.
Die Kinder jubeln den Pferden zu.
Die Kameraleute beginnen zu filmen.
Pferde überspringen einen Wassergraben und noch einen.
Die Zuschauer fotografieren.
Die Pferde kommen zur ersten Rechtskurve, dann zur Linkskurve und galoppieren wieder geradeaus weiter. Plötzlich ein Wassergraben, dann eine Linkskurve, ein Hindernis ... und es geht in die Zielgerade mit dem Schlussspurt."

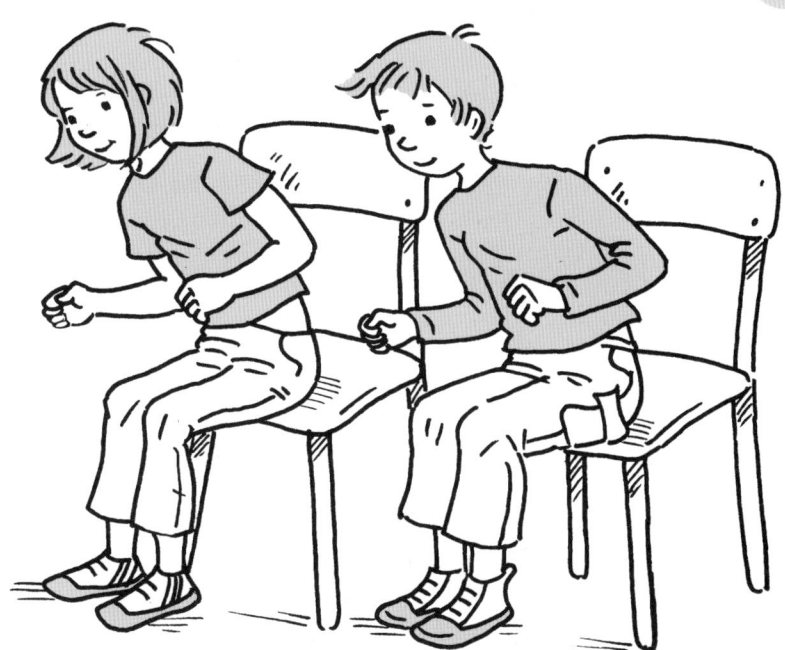

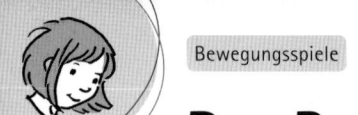

Der Bewegungskanon

Zeitbedarf:	ca. 5 Min.
Alter:	für 5 – 12 Jahre
Vorbereitung:	Öffnen Sie, wenn möglich, die Fenster. Die Kinder bilden stehend einen Kreis und achten auf ausreichend Bewegungsfreiheit. Teilen Sie die Kinder in zwei bis vier Untergruppen ein.
Ziele:	→ Lockerung der Muskulatur → Steigerung der Lern- und Konzentrationsfähigkeit
Einsatz:	→ als „Aufwecker" bei müden und apathisch wirkenden Kindern → zur Auflockerung vor und nach anstrengenden Konzentrationsphasen
Tipp:	Statt „Guten Morgen" können Sie auch die Varianten „Bleibe locker" oder „Concentration" wählen.

1. Takt: „Stampfe viermal mit den Füßen fest auf den Boden und zähle wie beim Militär laut mit: eins, zwei, drei, vier."

2. Takt: „Klatsche viermal auf deine Oberschenkel und zähle wieder bis vier: eins, zwei, drei, vier."

3. Takt: „Klatsche viermal laut zählend in deine Hände: eins, zwei, drei, vier."

4. Takt: „Beim vierten Takt drehst du dich erst zur rechten Seite und sagst ‚Guten Morgen', dann drehst du dich zur linken Seite und sagst noch mal ‚Guten Morgen.'"

Die Übung wird jetzt erst noch ein paar Mal mit der ganzen Gruppe geübt. Dann erfolgt die Einteilung in bis zu vier Gruppen, je nach Alter und Kanon-Erfahrung der Kinder.

Die erste Gruppe fängt mit dem Stampfen an, dann kommt die 2. Gruppe rhythmisch dazu, dann evtl. noch eine dritte und eine vierte Gruppe.

Jede Gruppe führt den Kanon mehrmals durch.

Beenden Sie die Übung mit einem Schlusszeichen.

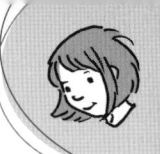

Massage mit dem Igelball

Zeitbedarf:	ca. 5–10 Min.
Alter:	für 5–12 Jahre
Vorbereitung:	Die Kinder stehen in Socken oder barfuß auf ihren Plätzen im Raum verteilt. Jedes Kind bekommt einen Igel- oder Tennisball.
Ziel:	Fördert die Durchblutung, die Körperwahrnehmung und den Gleichgewichtssinn.
Einsatz:	zur Entspannung nach anstrengenden Arbeits- und Lernphasen
Tipp:	Besonders wohltuend wird die Partnerrückenmassage als Abschluss empfunden. Lassen Sie die Kinder von ihren angenehmen oder schmerzenden Punkten auf Haut und Körper berichten.

„Lege den Ball unter die rechte Fußsohle und massiere diese durch kreisförmiges Rollen des Balles. 🖐 *15 Sek.*

Anschließend wechsele die Fußsohle und massiere auch hier wieder kreisförmig. 🖐 *15 Sek.*

Führe den Ball anschließend mit kreisrunden Bewegungen erst über das rechte Bein hoch und über das linke Bein wieder runter. 🖐 *30 Sek.*

Lasse dann den Ball über deine Pobacken, über deine Hüfte und anschließend über deinen Bauch zu deiner rechten Schulter rollen. 🖐 *30 Sek.*

Bewege den Ball über deinen rechten Arm zu deiner rechten Hand und wechsle dann zur linken Hand und führe den Ball zu deiner linken Schulter nach oben zurück. 🖐 *30 Sek.*

Zum Abschluss suchst du dir einen Partner und massierst mit kräftigen Ballbewegungen den Rücken, die Schulter und den Nackenbereich bis zum Wechsel." 🖐 *1 Min.*

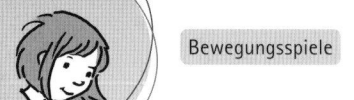

Bewegungsrap – Der Hannes

Zeitbedarf:	5 – 10 Min.
Alter:	für 6 – 12 Jahre
Vorbereitung:	Die Kinder stehen mit ausreichend Bewegungsfreiheit im Kreis. Die Fenster sind geöffnet.
Ziel:	Anspannung und Entspannung der Arm-, Schulter-, Nackenmuskulatur, der Hals-, der Bein- und Beckenmuskeln.
Einsatz:	→ Kombinierte Bewegungs- und Konzentrationsübung → intensive Lockerungsübung nach langem Sitzen
Tipps:	→ Dieser Rap wird im 4/4-Takt gesprochen. → Achten Sie auf sorgfältige Ausführung der Übung, damit die Muskeln auch richtig gedehnt werden. → Sprechen Sie den Text mehrmals mit den Kindern durch, ehe Sie die Übungen dazu machen. → **Achtung:** Muskelkatergefahr!

„Stelle dich gut geerdet auf deinen Platz. Du begleitest den gesprochenen Text mit einigen Bewegungen.

Bei der ersten Strophe wippst du mit deinem Körper ganz leicht dazu. Erst bei dem Satz: **‚Dann dreh' diesen Knopf mit deiner rechten Hand!'** streckst du deine rechte Hand weit nach vorne und bewegst deine Hand so, als würdest du an einem großen Knopf drehen.

Die zweite Strophe endet mit **‚Dann dreh' diesen Knopf mit deiner linken Hand!'** Dazu bewegst du deine linke Hand ebenso wie die rechte. Beide Arme sind durchgestreckt.

Die dritte Strophe endet mit: **‚Dann dreh diesen Knopf mit deinem rechten Bein!'** Du bewegst deinen rechten Fußballen nach links und nach rechts. Die Armbewegung bleibt.

Die vierte Strophe endet mit: **‚Dann dreh diesen Knopf mit deinem linken Bein!'** Du drehst beide Fußballen nach links und rechts. Die Armbewegung bleibt.

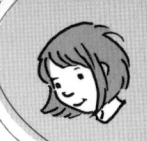

Bewegungsrap – Der Hannes

Die fünfte Strophe endet mit: **‚Dann dreh' diesen Knopf mit deinem Po!'**
Strecke deinen Po raus und schiebe ihn abwechselnd nach links und rechts.
Achte auf ausgestreckte Armhaltung.

Die sechste und letzte Strophe endet mit: **‚Dann dreh' diesen Knopf mit
deinem Kopf!'** Bewege jetzt deine Arme, deine Beine, deinen Po und deinen
Kopf abwechselnd nach links und rechts.

Wichtig:

Bei dem Satz der letzten Strophe: ‚Hannes, hast du Zeit?', antwortest du so
laut du jetzt kannst mit: ‚Nein!', und schüttelst dich noch mal kräftig aus."

Hannes

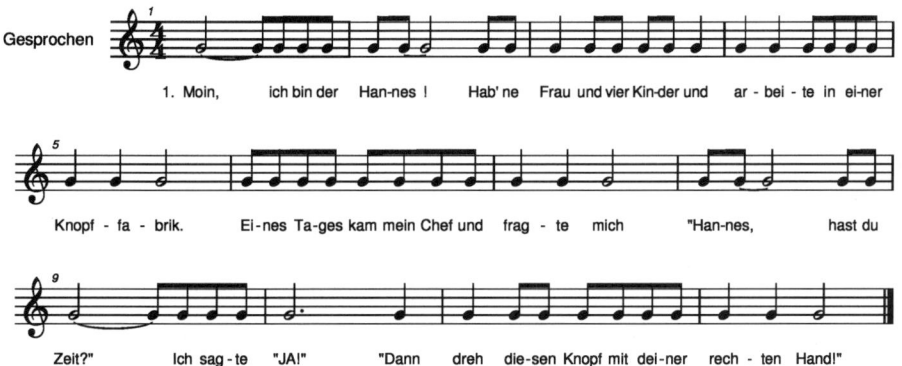

Gesprochen

1. Moin, ich bin der Han-nes ! Hab'ne Frau und vier Kin-der und ar - bei - te in ei-ner

Knopf - fa - brik. Ei-nes Ta-ges kam mein Chef und frag - te mich "Han-nes, hast du

Zeit?" Ich sag-te "JA!" "Dann dreh die-sen Knopf mit dei-ner rech - ten Hand!"

2.) „... Dann dreh diesen Knopf mit deiner linken Hand!"
3.) „... Dann dreh diesen Knopf mit deinem rechten Bein!"
4.) „... Dann dreh diesen Knopf mit deinem linken Bein!"
5.) „... Dann dreh diesen Knopf mit deinem Po!"
6.) „... Dann dreh diesen Knopf mit deinem Kopf!"

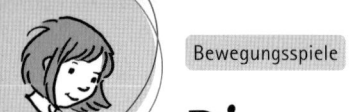

Die verdrehte Welt

Zeitbedarf:	5 – 10 Min.
Alter:	für 8 – 12 Jahre
Vorbereitung:	Die Kinder stehen sich paarweise gegenüber, sodass die eine Hälfte Sie sehen kann. Die Kinder, die Sie anschauen können, machen alle die von Ihnen gezeigten Übungen nach. Die anderen machen die Übungen spiegelverkehrt. Achten Sie auf absolute Ruhe.

Ziele:
→ Entspannung durch Bewegung
→ Steigerung der Reaktionsfähigkeit
→ Orientierungsschulung

Einsatz:
→ zur Ruhefindung
→ als Konzentrationsübung

Tipps:
→ Leise Musik kann die Übung positiv beeinflussen.
→ Machen Sie die einzelnen Übungen deutlich erkennbar vor.
→ Erfinden Sie mit den Kindern neue Übungen.

„Kannst du mich sehen, so schnippst du mit deiner rechten Hand.
Siehst du mich nicht, dann machst du die Übung spiegelverkehrt.

Kannst du mich sehen, so bewege dein linkes Knie weit nach oben.
Siehst du mich nicht, dann machst du die Übung spiegelverkehrt.

Kannst du mich sehen, so schiebe deinen rechten Arm ganz weit zur Seite.
Siehst du mich nicht, dann machst du die Übung spiegelverkehrt.

Kannst du mich sehen, dann fasse mit deinen linken Fingerspitzen an deine
rechten Zehenspitzen.
Siehst du mich nicht, dann machst du die Übung spiegelverkehrt.

Kannst du mich sehen, dann fasse mit deiner linken Hand ans rechte Ohr
und mit der rechten Hand ans linke Ohr.
Siehst du mich nicht, dann machst du die Übung spiegelverkehrt.

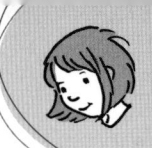

Die verdrehte Welt

Kannst du mich sehen, dann drehe deinen Kopf langsam nach rechts.
Siehst du mich nicht, dann machst du die Übung spiegelverkehrt.

Kannst du mich sehen, so strecke dich ganz weit nach oben.
Siehst du mich nicht, dann machst du das Gegenteil."

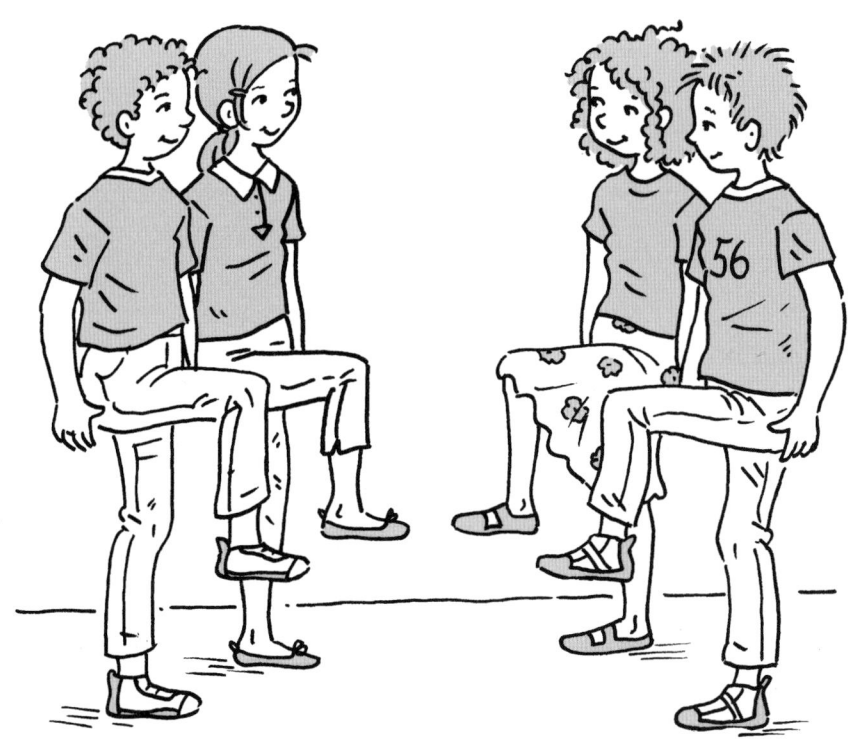

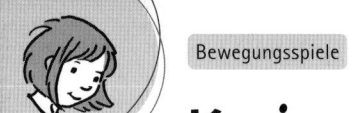

Kreismassage

Zeitbedarf:	ca. 5 Min.
Alter:	für 8 – 12 Jahre
Vorbereitung:	Die Kinder bilden stehend einen Kreis und drehen sich so zur Seite, dass jeder einen Rücken vor sich hat, mit ausreichend Abstand zum Massieren. Stellen Sie, falls vorhanden, Entspannungsutensilien zur Verfügung, z.B. Tennis- und Massagebälle, Bürsten, Massageroller.
Ziele:	→ Berührungen als etwas Positives erkennen und bewerten → den Körper partiell spüren lernen → Verspannungen erkennen
Einsatz:	→ als wohltuende Unterbrechung in unruhigen Klassen → zur Auflockerung nach langen Konzentrationsphasen → zur Entspannung
Tipp:	Ruhige Musik unterstützt den Entspannungserfolg

„Massiere nun ganz langsam und vorsichtig mit klopfenden Bewegungen den Rücken, die Schultern, und schließlich die Arme deines Vordermannes. Lasse dabei die Wirbelsäule aus.

Spüre auch die klopfenden Bewegungen an deinem Körper und gib dieses Wohlgefühl an deinen Vordermann weiter.

Klatsche nun mit beiden Handinnenflächen gleichmäßig und angenehm locker über den vorderen Rücken und lasse dir dabei ganz viel Zeit.

Spüre das angenehme Klatschen auch auf deinem Rücken und gib es so weiter.

Abschließend streichst du mit beiden Händen den Rücken von oben nach unten aus. Genieße dieses abschließende Ausstreichen auch auf deinem Rücken, und spüre, wie angenehm Berührungen sein können.

Dreh' dich nun zur anderen Seite und wiederhole die Übungen auf dem Rücken des neuen Vordermannes."

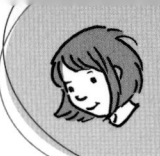

Der Nasenpinsel

Zeitbedarf:	ca. 2 – 5 Min.
Alter:	für 6 – 12 Jahre
Vorbereitung:	Die Kinder sitzen oder stehen auf ihren Plätzen oder verteilen sich im Zimmer.
Ziel:	zur Lockerung der Hals- und Nackenmuskulatur
Einsatz:	zur Auflockerung nach langen Schreib- und Konzentrationsphasen
Tipp:	Geben Sie den Kindern Begriffe, Worte oder Sätze vor.
Variante:	Die Namen der Kinder werden geschrieben. Schreibschrift ist fließender und schonender für die Muskulatur.

„Stelle dich gut geerdet schulterbreit mit beiden Beinen hin. Die Knie sind leicht gebeugt, die Füße zeigen leicht nach außen.

Spüre den intensiven Kontakt deiner Fußsohle zum Boden.

Atme jetzt einmal ganz tief durch die Nase ein.
Der Atem fließt in deinen Brust- und Bauchbereich.
Beobachte, wie weit dein Bauch dabei nach außen wächst.
Atme anschließend deine ganze verbrauchte Luft mit einem leisen Zischgeräusch langsam wieder aus.

Schau mal zu deiner Nasenspitze, kannst du sie sehen?

Deine Nasenspitze ist nun dein Stift, mit dem du alle Wörter schreiben kannst, die ich dir jetzt diktiere.

Schreibe deine Buchstaben, so groß du kannst. Schreibe dabei aber ganz langsam und deutlich in Schreibschrift.

Merkst du, wie wohltuend diese Übung für deine Muskeln im Hals- und Nackenbereich sind?

Spüre, wie sich deine Muskeln über diese Bewegung freuen."

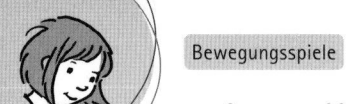

Die Körperschüttelmaschine

Zeitbedarf:	ca. 2 – 5 Min.
Alter:	für 5 – 10 Jahre
Vorbereitung:	Die Kinder bilden stehend einen Kreis oder verteilen sich im Zimmer und achten auf ausreichend Abstand zum Nachbarn.
Ziel:	maximale Entspannung durch maximale Anspannung und Bewegung
Einsatz:	→ zur Auflockerung nach Stundenwechsel → zum Abreagieren bei sehr unruhigen Kindern
Tipp:	Sorgen Sie für ausreichend Frischluft.

„Schalte den ersten Schüttelgang an deinem Körper ein.
Deine Arme und Beine fangen leicht zu zucken an.

Schalte weiter in den zweiten Gang.
Deine Arme und Beine bewegen sich nun leicht hin und her.

Schalte in deinen dritten Gang.
Beobachte, wie sich dein ganzer Körper immer stärker schüttelt.

Schalte weiter in deinen vierten Gang.
Nun ist dein ganzer Körper heftig in Bewegung und kaum noch zu bändigen.

Schalte eine Stufe weiter.
Beim fünften und letzten Gang schüttelt sich dein Körper, so fest er kann.

Schalte jetzt wieder in deinen vierten Gang zurück.
Dein Körper ist immer noch stark in Bewegung.

Schalte in deinen dritten Gang.
Dein Körper schüttelt sich noch richtig gut durch.

Schalte in deinen zweiten Gang zurück.
Nur Arme und Beine bewegen sich ganz leicht.

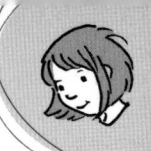

Die Körperschüttelmaschine

Schließlich schaltest du in den ersten Gang zurück.
Ein leichtes Zucken geht durch deinen Körper.

Jetzt schalte deine Maschine ganz aus, und setze dich wieder auf deinen Stuhl.

Schließe deine Augen, und achte auf deinen schnellen Atem.
Atme zweimal, so langsam du kannst, ganz tief durch die Nase ein
und ganz langsam durch den Mund wieder aus. Was macht dein Herzschlag?
Spürst du wie heftig dein Herz jetzt schlägt?
Genieße noch eine wenig die Entspannung in deinem Körper. 1 Min.

Öffne deine Augen und strecke dich, so gut du kannst."

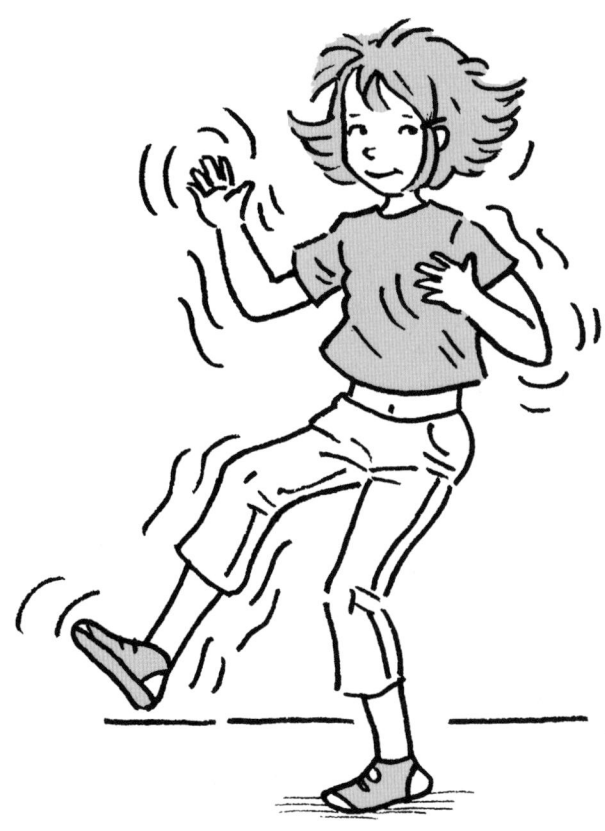

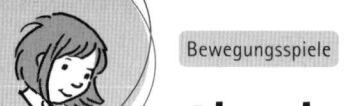

Charlotte

Zeitbedarf:	ca. 10 Min.
Alter:	für 6 – 10 Jahre
Vorbereitung:	Die Kinder bilden einen Kreis und fassen sich an den Händen. Ist der Raum kleiner, können die Kinder auch auf ihren Plätzen stehenbleiben.
Ziel:	Bewegung und Anspannung führen zu Freude und Entspannung.
Einsatz:	→ bei unruhigen und zappeligen Kindern → zum Abreagieren nach langen Anspannungsphasen → als Kraft-Ausdauer-Übung zum richtigen Auspowern
Tipp:	Sie können statt „Charlotte" auch Namen aus der Gruppe wählen. Achten Sie darauf, dass die Kinder nicht nur die Hocke andeuten, sondern eine echte Kniebeuge machen. Falls Sie das Lied „Charlotte" nicht kennen, fragen Sie doch Ihre Kollegen nach der Melodie von „Laurenzia".

„Drehe dich langsam mit deinen Mitschülern im Kreis, haltet euch an den Händen fest und singt das Lied von der ‚Charlotte'. Mache bei jedem Wochentag oder bei ‚Charlotte' eine Kniebeuge. Bei jeder Strophe kommt ein neuer Wochentag dazu.

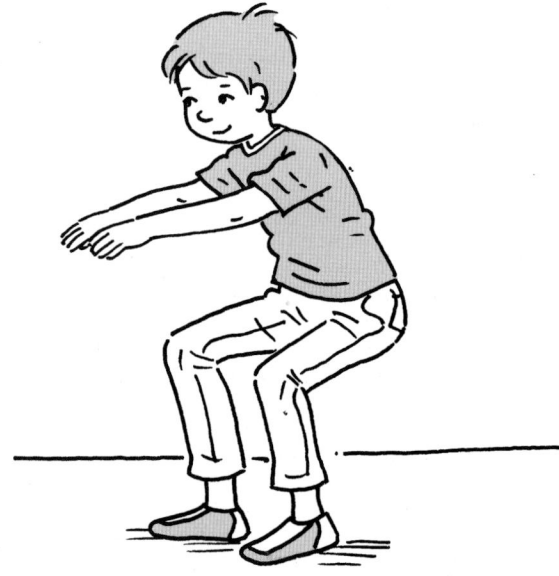

Charlotte

Erste Strophe:

Charlotte, liebe **Charlotte** mein,
wann werden wir wieder zusammen sein?
Am **Montag!**
Ach, wenn es doch wieder mal **Montag** wär',
und ich bei meiner **Charlotte** wär',
Charlotte wär'.

Zweite Strophe:

Charlotte, liebe **Charlotte** mein,
wann werden wir wieder zusammen sein?
Am **Dienstag!**
Ach, wenn es doch wieder mal **Montag, Dienstag** wär',
und ich bei meiner **Charlotte** wär',
Charlotte wär'.

Dritte Strophe:

Charlotte, liebe **Charlotte** mein,
wann werden wir wieder zusammen sein?
Am **Mittwoch!**
Ach, wenn es doch wieder mal **Montag, Dienstag, Mittwoch** wär',
und ich bei meiner **Charlotte** wär',
Charlotte wär'.

Vierte Strophe:

Charlotte, liebe **Charlotte** mein,
wann werden wir wieder zusammen sein?
Am **Donnerstag!**
Ach, wenn es doch wieder mal **Montag, Dienstag, Mittwoch,
Donnerstag** wär', und ich bei meiner **Charlotte** wär',
Charlotte wär'.

Singt auf diese Weise alle Wochentage bis zum Sonntag durch!
Achtung: Muskelkatergefahr!"

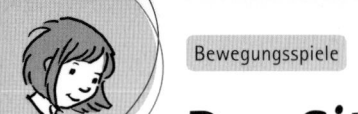

Das Sitzexperiment

Zeitbedarf:	ca. 5 Min.
Alter:	für 6–12 Jahre
Vorbereitung:	Die Kinder sitzen bequem auf ihren Stühlen.
Ziele:	zur Prävention von Rückenbeschwerden, bewusste Körperhaltung einnehmen
Einsatz:	bei häufigem Zappeln und Stuhlkippeln bei großer Unruhe generell zum Vermitteln gesunder Sitzpositionen
Tipp:	Fordern Sie die Schüler auf, alle 15 Min. die Sitzposition zu ändern. Stellen Sie sich anfangs einen Wecker, damit der Wechsel konstant stattfindet. Lassen Sie die Kinder von ihren Erfahrungen berichten.

Im Schulalltag sitzen die Kinder meist in einer unveränderten Stuhlposition. Durch regelmäßiges Umstellen der Stühle, durch das sogenannte bewegte Sitzen nehmen die Kinder ihre Fehlhaltungen bewusster wahr und lernen, diese auszugleichen. Auch temporär begrenzte Stehpositionen im Unterricht können als angenehm empfunden werden.

„**Sitzposition 1:** Drehe deine Stuhllehne nach vorne, damit du dich aufstützen kannst. Dein Rücken ist gerade, deine beiden Fußsohlen sind gut mit dem Boden verwurzelt. Deine Arme liegen entspannt auf der Lehne. Der Rückenmuskel wird gestärkt.

Sitzposition 2: Drehe den Stuhl mit der Lehne zur rechten Seite. Stütze dich mit dem rechten Ellenbogen ab. Dabei entspannst du für kurze Zeit den rückwärtigen unteren Muskel im Lendenbereich.

Sitzposition 3: Drehe deine Stuhllehne zur linken Seite. Stütze dich mit dem linken Ellenbogen ab. Entspanne so den linken unteren Lendenwirbelbereich.

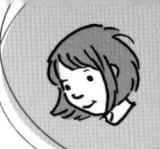

Das Sitzexperiment

Sitzposition 4: Nimm die sogenannte ‚Kutscherhaltung' ein. Setze dich entspannt mit dem Oberkörper nach vorne gebeugt auf deinen Stuhl. Die Ellenbogen liegen auf deinen Oberschenkeln. Lasse den Kopf nach unten fallen. Entspanne deinen Rückenmuskel, indem du leicht ins Hohlkreuz gehst.

Stehposition: Stelle dich aufrecht hin. Spüre mit deinen Füßen den Boden. Stütze dich mit beiden Händen auf die vor dir stehende Stuhllehne auf. Lasse die Knie leicht gebeugt und kippe dein Becken ganz leicht nach vorne. Spüre, wie dein Bereich über den Pobacken, der Lendenwirbelbereich, sich dabei entspannt."

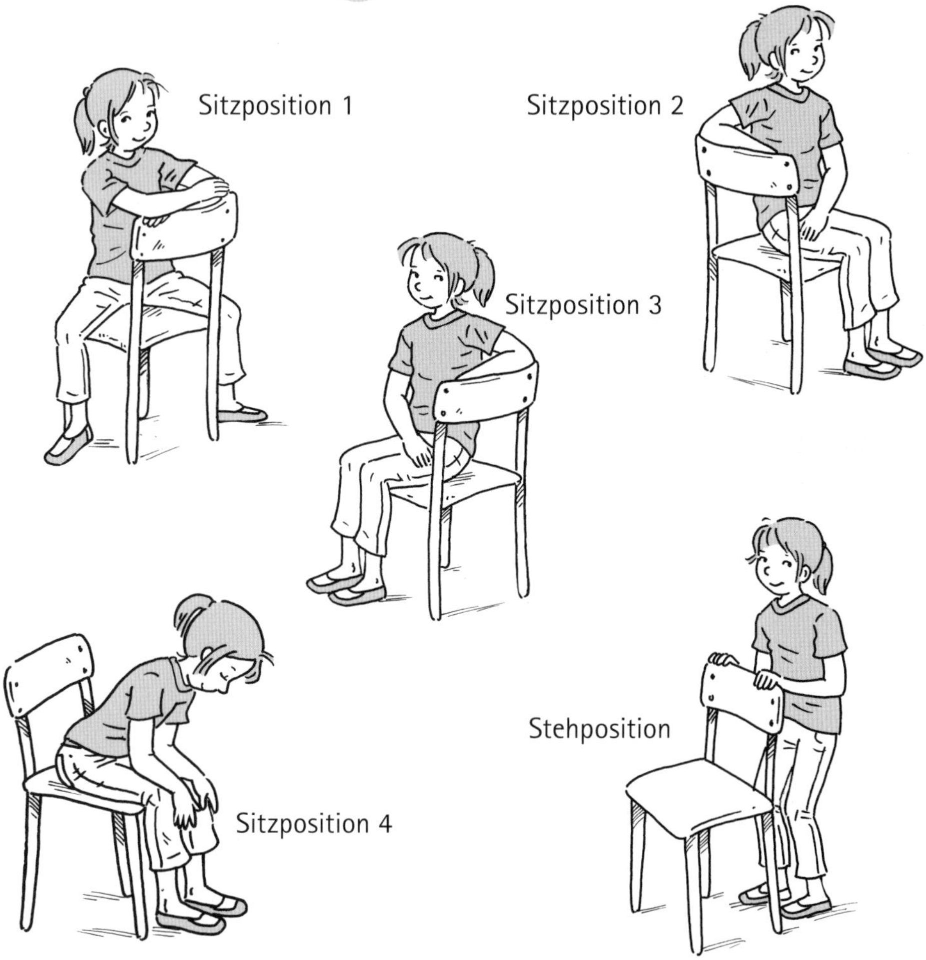

Sitzposition 1

Sitzposition 2

Sitzposition 3

Sitzposition 4

Stehposition

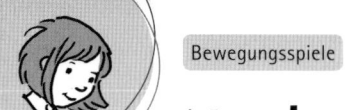

Ha, he, hi, ho, hu

Zeitbedarf:	ca. 5 Min.
Alter:	für 5 – 10 Jahre
Vorbereitung:	Die Kinder stellen sich mit ausreichend Bewegungsfreiheit im Zimmer verteilt auf.
Ziele:	→ bringt den Kreislauf in Schwung
	→ Freude an der Bewegung
	→ Zusammenwirken von Körper und Geist
	→ Effektives Ausatmen durch Lautbildung
Einsatz:	als kurze Bewegungsübung zum Frischwerden
Tipp:	Lüften Sie den Raum gut durch.

„Stelle dich schulterbreit, gut geerdet auf deinen Platz, spüre den Boden unter deinen Fußsohlen. Atme tief ein, und wieder aus, ein, und wieder aus.

Atme jetzt mit den Lauten ‚Ha, he, hi, ho hu!' deine verbrauchte Luft nach außen. Bewege deinen Oberkörper dabei kräftig mit.

Boxe jetzt mit deiner ganzen Kraft fünfmal mit deinem rechten Arm gerade nach vorne, und atme dabei mit den Lauten ‚Ha, he, hi, ho, hu!' wieder intensiv aus dem Bauchraum aus. Spüre wie dein Atem die Laute nach außen haucht.

Boxe jetzt mit deinem linken Arm fünfmal kraftvoll gerade nach vorne, und atme auch hier kraftvoll mit ‚Ha, he, hi, ho, hu!' nach außen.

Boxe jetzt mit ganzer Kraft fünfmal zur rechten Seite, dann fünfmal zur linken Seite, immer begleitet von ‚Ha, he, hi, ho, hu!'

Anschließend wiederholst du die ‚Ha, he, hi, ho, hu!'- Übung mit den Beinen. Stoße dein rechtes Bein fünfmal nach vorne, dann dein linkes Bein fünfmal nach vorne, dein rechtes Bein fünfmal zur Seite, dein linkes Bein fünfmal zur Seite.

Zum Abschluss gehst du tief in die Hocke und springst mit voller Kraft und einem lauten ‚Juchuu!' nach oben."

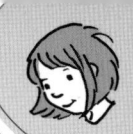

Was tun mit dem müden Körper?

Zeitbedarf:	ca. 5 Min.
Alter:	für 5–10 Jahre
Vorbereitung:	Die Kinder verteilen sich im Raum, stehen auf ihren Plätzen oder im Kreis. In Abwandlung zum bekannten Seemannslied „What shall we do with the drunken sailor", wird der untenstehende Text gesungen und mit den Übungen begleitet. Sie können die Tageszeiten auch ändern, statt morgens nehmen Sie mittags.
Ziele:	→ Entspannung durch Singen und Bewegung → Lockerung verschiedener Muskelgruppen
Einsatz:	→ zum Unterrichtsbeginn als „Aufwecker" → zwischendurch zur Lockerung der Muskeln → für unruhige und zappelige Kinder
Tipp:	Singen Sie das Lied mehrere Male mit den Kindern.

1. Was soll'n wir tun mit den müden Fingern (3x), morgens in der Schule? Wir schütteln sie, so fest wir können (3x), morgens in der Schule!

2. Was soll'n wir tun mit den schweren Beinen (3x), morgens in der Schule? Wir stampfen kräftig auf den Boden (3x), morgens in der Schule!

3. Was soll'n wir tun mit den schweren Schultern (3x), morgens in der Schule? Wir ziehn sie hoch bis zu den Ohren (3x), morgens in der Schule!

4. Was soll'n wir tun mit den müden Augen (3x), morgens in der Schule? Wir zwinkern los, so schnell wir können (3x), morgens in der Schule!

5. Was soll'n wir tun mit dem müden Körper (3x), morgens in der Schule? Wir laufen schnell, so gut wie wir können (3x), morgens in der Schule!

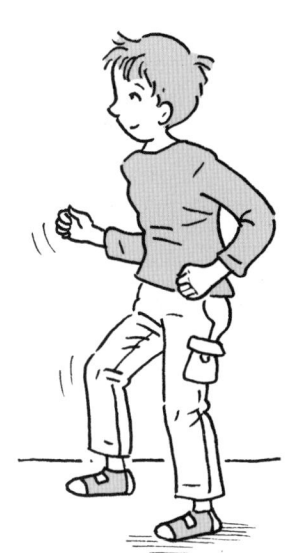

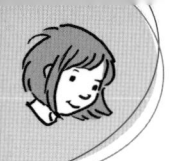

Balancierübung mit Bierdeckel

Zeitbedarf:	ca. 5 Min.
Alter:	für 6–10 Jahre
Vorbereitung:	Die Kinder verteilen sich mit ausreichend Bewegungsfreiheit im Raum. Jedes Kind bekommt einen Bierdeckel.
Ziele:	→ Konzentrationssteigerung → Körperbeherrschung → Koordination von Bewegungsabläufen
Einsatz:	→ kombinierte Bewegungs- und Konzentrationsübung → zur körperlichen Auflockerung → zur geistigen Entspannung
Tipp:	Achten Sie auf eine sorgfältige und langsame Ausführung der Übungen, damit die Muskeln sich erwärmen können. Hektische, ruckartige Bewegungen vermeiden. Rhythmische, leise Musik unterstützt die beruhigende Wirkung der Übung.

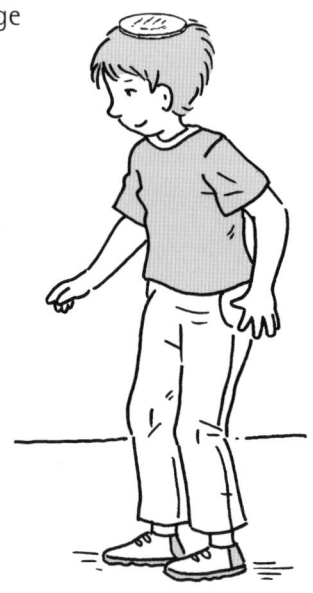

„Lege den Bierdeckel auf deinen Unterarm und bewege ihn im Rhythmus der Musik nach oben, nach unten, und zur Seite hin und her. Der Bierdeckel soll dabei nicht runterfallen. Wechsele die Seite.

Lege deinen Bierdeckel auf den Kopf und beuge dich langsam nach vorne, nach hinten und zur Seite. Achte darauf, dass der Bierdeckel nicht runterfällt.

Lege deinen Bierdeckel auf dein Knie. Hebe dein Knie weit nach oben und senke es wieder. Wechsele die Seite.

Lege deinen Bierdeckel auf deinen Fuß und schwinge den Fuß hin und her, auf und ab.

Erfinde weitere Übungen."

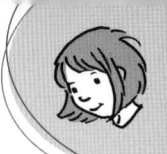

Nur für mich!

Zeitbedarf:	ca. 5 Min.
Alter:	für 5 – 10 Jahre
Vorbereitung:	Die Schüler stehen mit ausreichend Bewegungsfreiheit im Kreis.
Ziele:	→ Entspannung durch Bewegung → Lockerung der Hals-, Nacken-, Arm- und Beinmuskulatur
Einsatz:	als Bewegungsübung zur Auflockerung
Tipp:	Sprechen Sie den Text flüssig als Rap!

„Nur für mich heb' ich jeden Tag den Fuß.
– beide Knie kräftig abwechselnd nach oben ziehen –
Nur für mich heb' ich jeden Tag die Hand zum Gruß.
 – fest mit beiden Armen winken –
Nur für mich wackle ich mit meinem Po.
 – Pobacken mehrmals nach rechts und links drehen –
Nur für mich mach' ich mich locker, das geht so:

Rechte Hand nach vorne,
– rechte Hand nach vorne strecken und Spannung halten –
linke Hand nach vorne,
– linke Hand nach vorne strecken und Dehnung in den Oberarmen spüren –
rechte Hand zur Schulter,
 – rechte Hand auf linkem Schulterblatt ablegen –
linke Hand zur Schulter,
 – linke Hand auf rechtem Schulterblatt ablegen –

und nach rechts so weit es geht, –
Kopf so weit du kannst nach rechts drehen –
und nach links so weit ihr seht, –
Kopf so weit du kannst nach links drehen –
jetzt nach oben bis zur Decke,
 – Kopf zur Decke wachsen lassen, Dehnung im Nacken spüren –

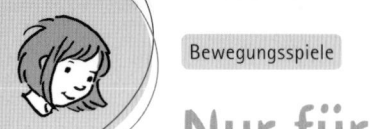
Nur für mich!

und mach dich klein wie eine Schnecke.
– ganz klein zusammenkauern, Kopf zwischen die Knie –

→ langsam aufrichten und den ganzen Körper ausschütteln
→ Spürst du deine Muskeln in der Schulter im Nacken, in den Armen
   und Beinen?"

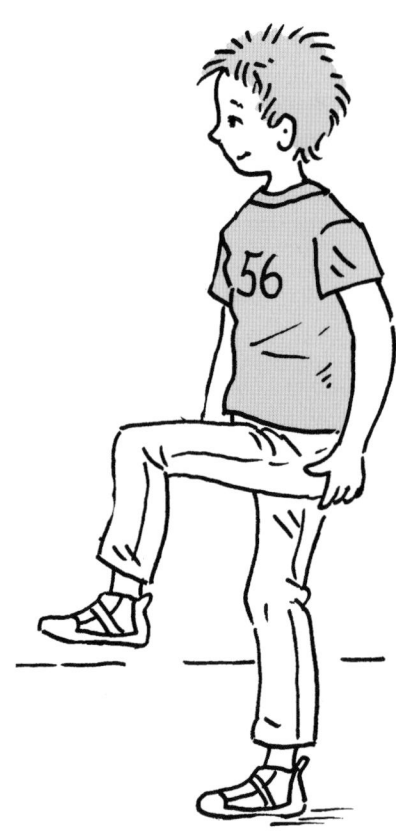

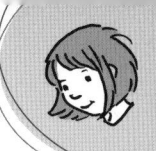

Das Ultimatum läuft ab

Zeitbedarf:	ca. 5–10 Min.
Alter:	für 8–12 Jahre
Vorbereitung:	Die Kinder sitzen im Stuhlkreis. Schreiben Sie jedem Kind mit einem hautfreundlichen Stift eine Zahl auf die Hand.
Ziele:	→ Förderung des Teamgeistes → gutes Konzentrationstraining
Einsatz:	→ kombinierte Bewegungs- und Konzentrationsübung → bei unruhigen Kindern zum gemäßigten Ausleben des Bewegungsdrangs
Tipps:	→ Loben und ermuntern Sie die Kinder auch bei mehrmaligem Misslingen der Übung. → Motivieren Sie die Kinder auch nach Erreichen von Teilerfolgen, z.B. wenn die Hälfte erreicht wurde.
Variante:	Nennen Sie jedem Kind eine Zahl, ohne sie aufzuschreiben. So müssen die Zahlen behalten werden.

Schreiben Sie jedem der anwesenden Kinder eine Zahl auf die Handinnenfläche als Merkhilfe, beginnend mit der 0.

Es werden so viele Zahlen verteilt, wie Kinder anwesend sind.

Mit der höchsten Zahl angefangen, zählen nun die Kinder lautlos, jeder für sich, rückwärts bis 0.

Der Mitspieler mit der höchsten Zahl steht kurz auf und setzt sich anschließend wieder hin. Es folgt das Kind mit der nächst niedrigeren Zahl.

Jedes Kind muss sich genau konzentrieren, damit es weiß, bei welcher Zahl die Gruppe angekommen ist.

Stehen zwei Mitspieler gleichzeitig auf, muss wieder von vorne angefangen werden.

Bei der Zahl 1 erheben sich alle Schüler mit gestreckten Händen.
Bei der Zahl 0 schütteln sich alle intensiv aus.

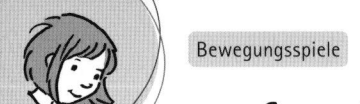

Aufrechtes Richtungsklatschen

Zeitbedarf:	ca. 5 Min.
Alter:	für 6 – 10 Jahre
Vorbereitung:	Die Kinder sitzen verkehrt herum auf ihren Stühlen im Stuhlkreis.
Ziele:	→ Stärkung der Rückenmuskulatur → Freude an der Bewegung
Einsatz:	→ kombinierte Bewegungs- und Konzentrationsübung → Steigerung der Konzentration vor Stundenbeginn
Tipps:	→ Legen Sie die Richtung fest, indem Sie zwischendrin laut rechts oder links rufen. → Achten Sie auf eine aufrechte Sitzposition der Kinder. → Die Geschwindigkeit darf gesteigert werden. → Denken Sie sich mit den Kindern weitere Varianten aus, z.B. zweimal Klatschen in der zweiten Runde, dreimal Klatschen in der dritten Runde, dann aber ohne Richtungswechsel usw.

Klatschen Sie einmal in die Hand und rufen Sie laut: „rechts". Damit legen Sie erst mal die Richtung fest.

Das Klatschen bewegt sich jetzt von Kind zu Kind nach rechts im Kreis fort.

Rufen Sie aber laut „links", wird die Richtung gewechselt.

Klatscht ein Kind zu schnell oder zu spät, muss es aufstehen und einmal um den Stuhlkreis herumlaufen.
Übersteht es die nächste Runde, darf es sich wieder setzen.

Variante:
Die Kinder leiten selbst den Richtungswechsel ein. Klatscht ein Kind zweimal, wird die Richtung gewechselt, klatscht es dreimal, geht es in der gleichen Richtung weiter. Wer einen Fehler macht, muss eine Runde um den Stuhlkreis laufen. Dabei ist Konzentration und Schnelligkeit gefragt!

Entspannungsübungen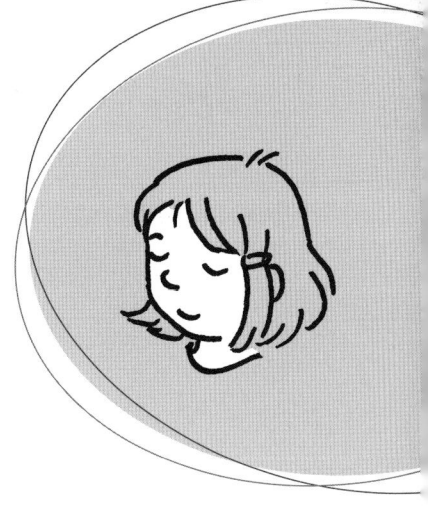

Bewegungsspiele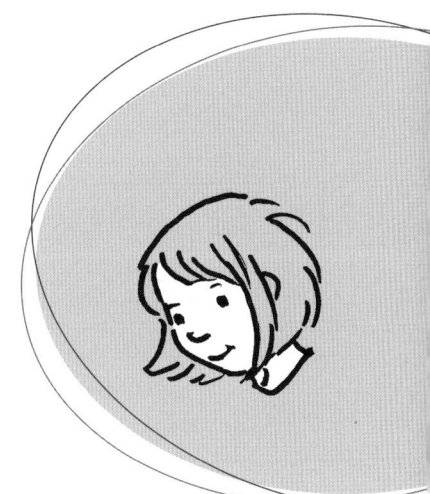

Konzentrationsübungen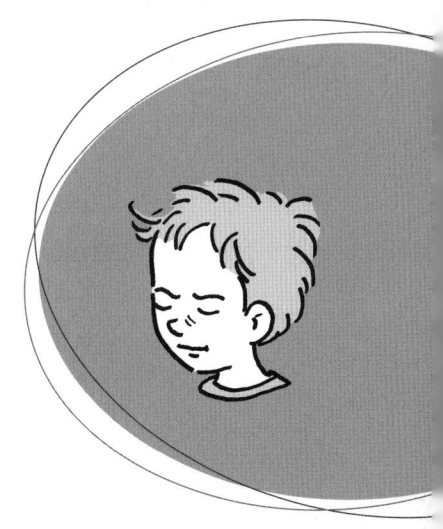

Detektivspiel

Zeitbedarf:	ca. 5 – 10 Min.
Alter:	für 7 – 12 Jahre
Vorbereitung:	Etwa 4 bis 6 Kinder – nehmen Sie die unruhigen Kinder zuerst – dürfen nach vorne kommen und sich mit dem Gesicht zur Klasse gewandt in einer Reihe nebeneinander aufstellen.
Ziel:	Schulung der Konzentrations- und Wahrnehmungsfähigkeit
Einsatz:	→ zur Auflockerung → als Gedächtnisübung
Tipp:	Sind die Kinder mit der Übung erst einmal vertraut, können Sie die Anzahl der vorne stehenden Kinder langsam steigern. Die Motivationsbereitschaft lässt sich mit Belohnungen, z.B. Stempel ins Gutscheinheft, Gummibärchen, etc. erhöhen. Als Variante dürfen die Kinder vorne mitspielen, die eine Veränderung erkannt haben.

Die sitzenden Kinder spielen die Detektive.

Sie merken sich von jedem vorne stehenden Mitspieler die Haltung, die Position der Arme und Beine, Kopfstellung und die Kleidung.

Dann drehen sich alle Detektive für 1 Min. um.

In dieser Zeit haben die Mitspieler vorne die Möglichkeit, an ihrer Kleidung oder ihrer Körperhaltung etwas zu verändern (z.B. die Brille absetzen, die Kappe umdrehen, die Jacke ausziehen usw).

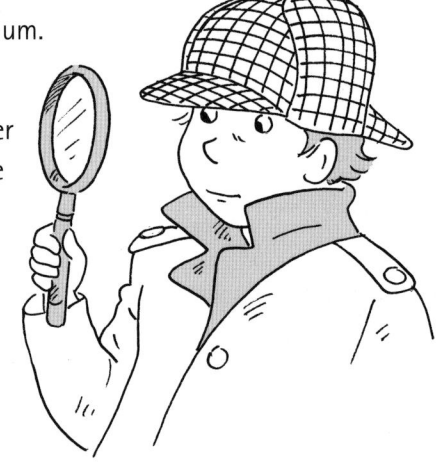

Die Detektive dürfen sich nun wieder umdrehen und die Veränderungen aufzählen. Wurden alle Veränderungen entdeckt?

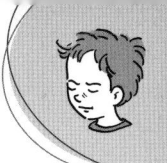

Merk´dir so viel du kannst!

Zeitbedarf:	ca. 5 Min.
Alter:	für 7–12 Jahre
Vorbereitung:	Jeder Schüler darf sich einen persönlichen Gegenstand, z.B. Spitzer, Schal, Armbanduhr usw. aussuchen und für die Übung bereithalten. Die Kinder bleiben auf ihrem Platz sitzen.
Ziel:	Schulung des Wahrnehmungs- und Konzentrationsvermögens.
Einsatz:	zur Steigerung der Lernmotivation als Gedächtnistraining mit Spaßeffekt!
Tipp:	Steigern Sie die Anzahl der Gegenstände und arbeiten Sie mit Motivationshilfen, z.B. Gummibärchen, Fleißstempel, eine Minute Schultermassage, u.a.

Zehn Kinder dürfen einen persönlichen Gegenstand nach vorne bringen, ihn kurz vorstellen und anschließend für alle sichtbar auf das Pult legen.

Anschließend werden diese Gegenstände abgedeckt.

Die Schüler schreiben jetzt alle Gegenstände, die sie sich merken konnten, auf ein Blatt Papier.

Wenn Sie den Schwierigkeitsgrad steigern wollen, können Sie folgende Aufgaben hinzufügen:
→ Die Gegenstände müssen in der richtigen Reihenfolge der Präsentation benannt werden.
→ Es wird ein Zeitlimit von einer Minute gesetzt.
→ Das Kind, das den Gegenstand vorgestellt hat, muss auch genannt werden.

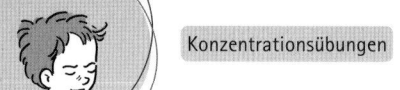

Mentale Schulhausrallye

Zeitbedarf:	ca. 5 Min.
Alter:	für 8 – 12 Jahre
Vorbereitung:	Die Kinder sitzen umgekehrt auf ihren Stühlen und legen die Arme und den Kopf auf den Stuhllehnen ab. Die Augen sind dabei geschlossen.
Ziele:	→ Schulung der räumlichen Wahrnehmung → Schulung der Orientierungsfähigkeit → Konzentrationstraining
Einsatz:	→ „mentale Schulhausrallye" als gedankliche Auflockerungsübung → zur Verbesserung der Konzentrations- und Motivationsbereitschaft → als kopfgeometrische Übung
Tipp:	Beginnen Sie die Übung mit vertrauten Wegen. Bei der zweiten Variante geben Sie Start und Weg vor. Die Kinder müssen das Ziel erraten, z.B.: Verlasse die Klasse und gehe nach rechts durch die Glastür, vorbei am Pausenverkauf, biege anschließend nach links, und folge dem Gang bis zur nächsten Glastür ...

Nach dieser Übung werde ich dich fragen, was du alles gesehen hast ...

„Schließe deine Augen, und achte darauf, welche Formen oder Farben du vielleicht entdeckst. Was machen deine Gedanken?
Setze deine Gedanken auf ein Fließband, und schaue zu, wie sie sich langsam von dir entfernen.
Versuche jetzt mal, mit deinen Gedanken nur meiner Aufgabenstellung zu folgen:

Gehe langsam den Weg von unserem Klassenzimmer zum Musikraum.

An wie vielen Klassenzimmertüren links und rechts kommst du vorbei?

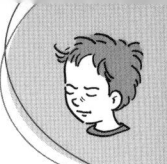

Mentale Schulhausrallye

Wenn du soweit bist, darfst du deine Augen wieder aufmachen, und die Zahl der Türen auf ein Blatt Papier notieren.

Alternative: Geben Sie die Wege und Richtungen vor, und fragen Sie die Kinder, vor welchem Raum sie anschließend stehen:

z.B.: Verlasse unseren Klassenraum und gehe nach rechts. Du läufst an 2 Türen vorbei. Dann wendest du dich nach links und gehst die Treppe rauf. Oben angekommen, drehst du dich nach rechts und öffnest die erste Tür.
In welchem Raum befindest du dich?"

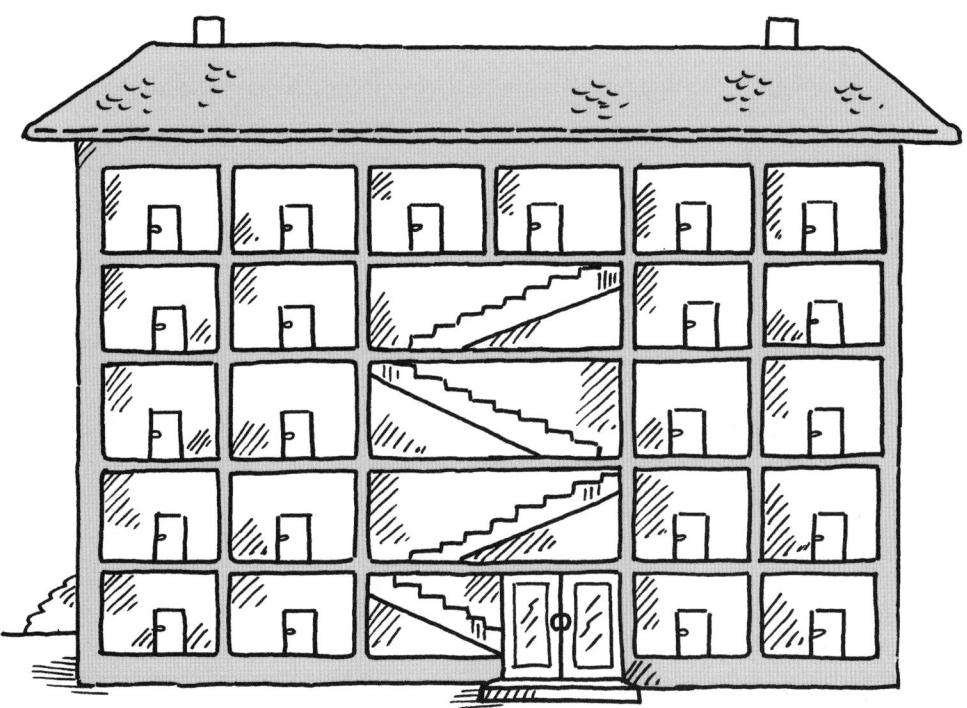

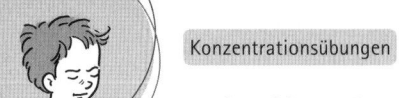

Kinästhetische Übung

Zeitbedarf:	ca. 5 – 10 Min.
Alter:	für 6 – 12 Jahre
Vorbereitung:	Die Kinder stehen im Kreis oder in einer Schlange, den Rücken einander in einer Richtung zugewandt. Die Übung kann auch am Boden oder auf dem Stuhl sitzend in einer Reihe von rechts nach links oder von hinten nach vorne durchgeführt werden.
Ziele:	➙ Förderung taktiler Wahrnehmung
	➙ Steigerung der Konzentration durch verschiedene Sinnesübungen wie Fühlen, Hören und Sehen.
	➙ Berührungen als individuell unterschiedliche Wahrnehmungen erkennen lernen
Einsatz:	zur Beruhigung und Entspannung
Tipp:	Die Übung sollte möglichst ruhig durchgeführt werden. Erlauben Sie auch eine Wiederholung der Berührung, da manchen Kindern eine sensitive Wahrnehmung schwerfällt.
Varianten:	➙ Wenn Sie einen Buchstaben oder eine Zahl weitergeben, kann das letzte Kind in der Schlange versuchen, dieses Zeichen auf ein Blatt zu schreiben.
	➙ Alternative: Eine Grimasse wird weitergegeben. Dazu dreht sich das vordere Kind auf Zeichen kurz um.
	➙ Je zwei Kinder stehen paarweise hintereinander statt einer großen Kette. Das vordere Kind muss erraten, was der Partner „gemalt" hat.

Denken Sie sich eine bestimmte Berührung aus, die Sie an den Rücken oder den Körper des vor Ihnen stehenden Kindes weitergeben, z.B. einen Buchstaben oder eine Zahl, eine geometrische Form, angenehmes Kopfkraulen, eine Schultermassage mit beiden Händen, u.a.

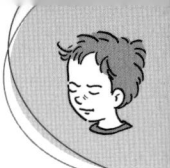

Kinästhetische Übung

Diese Berührung wird dann geräuschlos bis zum letzten Kind fortgesetzt.

Kommt die Berührung auch wirklich am Ende so an?

Wie wird die Berührung empfunden?

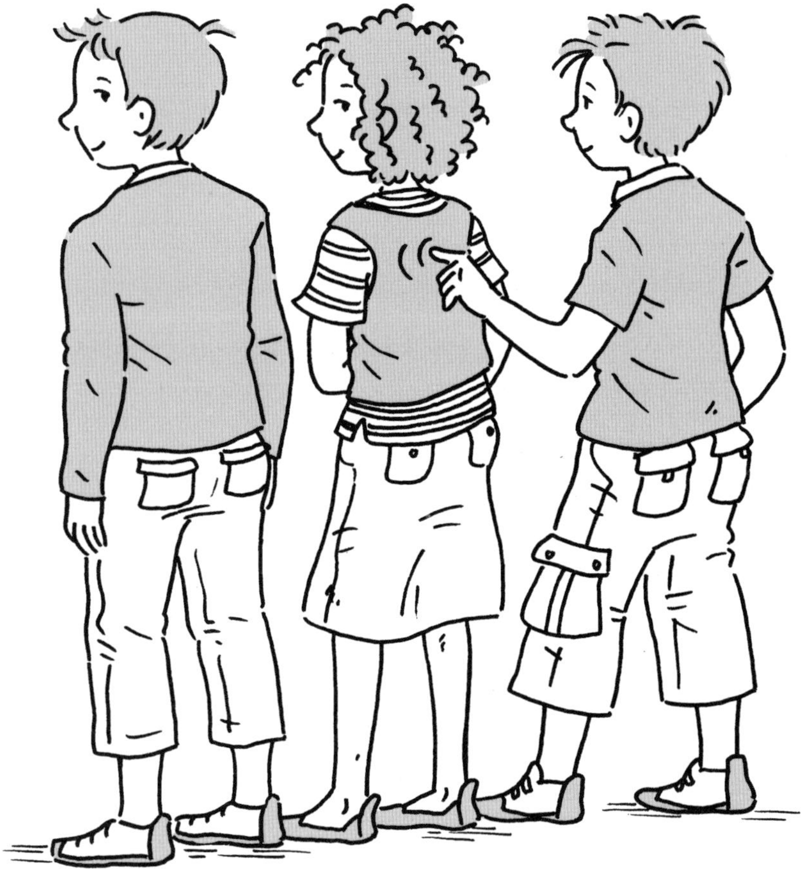

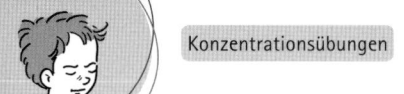

Das Sandmännchen

Zeitbedarf:	ca. 5 Min.
Alter:	für 8 – 12 Jahre
Vorbereitung:	Die Kinder bilden einen Stuhlkreis. Sie benötigen für diese Übung eine kleines Säckchen oder ein Tütchen, aus dem sich jedes Kind nacheinander versteckt ein Zündholz nimmt. Alternativ kann auch eine Karte gezogen werden. Geben Sie auch eine abgebrochenes Zündholz, bzw. einen Joker im Kartenstapel dazu.
Ziele:	→ Förderung des Sozialverhaltens durch selbstbestimmtes Handeln → Blickkontakt aufnehmen und halten können
Einsatz:	→ bei großer Unruhe im Klassenzimmer → zur Wiederherstellung einer konzentrierten Arbeitshaltung
Tipp:	Als Variante können Sie auch statt Blinzeln die Nase rümpfen.

„Zieht jetzt nacheinander versteckt ein Zündholz aus meinem Säckchen.

Wer das abgebrochene Zündholz hat, wird nicht verraten. Er darf das Sandmännchen sein.

Das Sandmännchen versucht jetzt unbemerkt, nach und nach alle Kinder im Kreis anzublinzeln. Achtet darauf, dass ihr zu allen Kindern im Kreis Blickkontakt haltet.

Wenn du angeblinzelt wirst, fällst du gleich in einen Tiefschlaf – dabei schließt du die Augen und lässt deinen Kopf fallen.

Wenn alle Kinder im Tiefschlaf sind, holen Sie die Kinder wieder in den Alltag zurück:

Öffne deine Augen, atme tief durch die Nase ein und langsam durch deinen Mund wieder aus, ✋ strecke dich, ✋ dehne dich, ✋ mache dich lang, mache dich breit, ✋ stehe auf und schüttele dich so richtig fest aus. Wer war das Sandmännchen?"

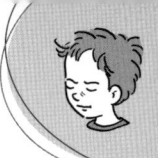

Der Hellseher

Zeitbedarf:	ca. 5 –10 Min.
Alter:	für 8 – 12 Jahre
Vorbereitung:	Die Kinder sitzen auf ihrem Platz. Ein Kind wird zum „Hellseher" ernannt. Der Hellseher wird von Ihnen in seine geheime Tätigkeit eingewiesen und hat die Aufgabe, den von der Gruppe ernannten Gegenstand zu erraten. Dazu antwortet er immer auf die ersten vier Fragen mit „Nein" und auf die letzte und fünfte Frage mit „Ja".
Ziele:	→ fördert die logische Denkfähigkeit → fördert das Gemeinschaftsgefühl der Gruppe
Einsatz:	zur Motivation und Auflockerung vor und während der Stunde
Tipp:	Geben Sie den Kindern durch mehrere Spielrunden die Möglichkeit, auf das Geheimnis des Hellsehers zu kommen.

Der „Hellseher" verlässt mit Ihnen kurz das Klassenzimmer und wird von Ihnen vor der Tür in seine geheime Tätigkeit als Hellseher eingewiesen. Anschließend wartet er, bis er wieder hereingerufen wird.

Die restlichen Kinder wissen nichts von der geheimen Abmachung. Sie einigen sich jetzt gemeinsam mit den Kindern auf einen Gegenstand im Klassenzimmer, den der Hellseher dann erraten muss.

Der Hellseher wird wieder hereingebeten.

Zeigen Sie nun nacheinander auf vier falsche Gegenstände im Klassenzimmer, und fragen Sie den Hellseher, ob dies der gesuchte Gegenstand sei.

Der Hellseher antwortet wie vereinbart viermal mit „Nein".

Beim fünften Mal zeigen Sie auf den richtigen Gegenstand, worauf der Hellseher mit „Ja" antwortet, denn das war genau die geheime Absprache.

Durchschauen die Kinder die geheime Abmachung?

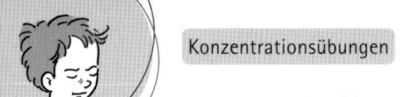

Wer hört den Wecker?

Zeitbedarf:	ca. 3 – 5 Min.
Alter:	für 8 – 12 Jahre
Vorbereitung:	Die Kinder sitzen umgekehrt auf ihren Stühlen und legen die Arme und den Kopf auf der Stuhllehne ab. Die Augen sind dabei geschlossen oder zugedeckt. Sie benötigen einen laut tickenden Wecker.
Ziel:	→ Schulung der akustischen Wahrnehmung → Steigerung der Konzentrationsfähigkeit
Einsatz:	→ zur Ruhefindung nach bewegenden Aktionen, z.B. nach Sportstunden oder Pausen, → zur Stressbewältigung vor Klassenarbeiten
Tipps:	→ Wiederholen Sie das Richtungshören beliebig oft. → Loben Sie die Klasse im Anschluss für ihre Disziplin.

„Schließe deine Augen und konzentriere dich auf das Geräusch des Weckers, der irgendwo im Klassenzimmer steht.

Wer glaubt, das Geräusch geortet zu haben, zeigt mit einer Hand in die Richtung, ohne dabei die Augen zu öffnen.

Die Richtung kann anschließend nicht mehr korrigiert werden.

Erst auf ein Zeichen hin dürfen die Augen wieder geöffnet werden.

Wer sich gut konzentrieren kann und in die richtige Richtung zeigt, bekommt einen Punkt."

Sie können die Übung zur Auflösung und Punkteverteilung kurz unterbrechen.

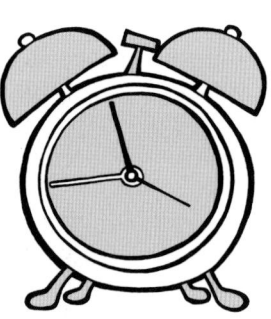

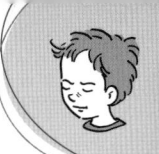

Der Rückenmaler

Zeitbedarf:	ca. 5 Min.
Alter:	für 8 – 12 Jahre
Vorbereitung:	Die Kinder sitzen paarweise hintereinander auf ihren Stühlen. Das vordere Kind hat ein Blatt und einen Stift zur Verfügung.
Ziel:	fördert die taktile Wahrnehmung und die Konzentration
Einsatz:	→ bei motorisch eher unruhigen Kindern → als willkommene Abwechslung nach anstrengenden Arbeitsphasen
Tipp:	Geben Sie, wenn nötig, dem malenden Kind ein Motiv vor, damit die „Kunstwerke" nicht zu schwierig werden. Wählen Sie dazu leicht malbare Objekte wie eine Sonne, eine Leiter, eine Flasche, etc. Achten Sie darauf, dass die Kinder nicht zu dicke Kleidung tragen, damit die Rückenbilder gut spürbar sind.

„Der Rücken deines vorderen Mitschülers ist eine Tafel, auf der du jetzt mit deinem Finger mit wenigen Strichen ein Bild malen darfst.

Male deutlich und langsam.

Dein Vordermann versucht anschließend, dein Rückenbild auf ein Blatt zu zeichnen.
Unterhaltungen sind dabei nicht erlaubt.
Wenn ihr fertig seid, tauscht die Plätze!"

Wurden die Rückenbilder richtig erkannt?

Fang den Ball!

Zeitbedarf:	ca. 5 Min.
Alter:	für 9 – 12 Jahre
Vorbereitung:	Die Kinder stehen auf ihren Plätzen oder bilden je nach Raumgröße einen größeren Kreis. Achten Sie auf absolute Ruhe.
Ziel:	fördert die Reaktions- und Aufnahmefähigkeit und eine schnelle Arbeitsweise
Einsatz:	zur Aktivierung müder, ruhiger Kinder zu Stundenbeginn als „Aufwecker" bei nachlassender Konzentration
Tipps:	Weitere Varianten können sein: a) mit mathematischen Aufgaben, z.B. das Einmaleins b) mit Vokabeln, z.B. Lernwortschätze c) mit Wissensfragen aus Lernfächern Motivieren Sie auch hier die Kinder mit viel Lob.

Ein Kind wirft einem anderen Kind einen kleinen Ball zu, und fordert es damit auf, innerhalb von 5 Sekunden ein Wort zu nennen, das mit dem Anfangsbuchstaben des Werfers beginnt.

Hat er in der angegebenen Zeit ein richtiges Wort genannt, darf er stehenbleiben. Wird das Wort bzw. die Lösung falsch oder zu langsam gesagt, muss er sich setzen. Danach wird der Ball an ein anderes Kind weitergeworfen. Sie übernehmen die Rolle des Zeitwächters und zählen jeweils die 5 Sekunden ab.

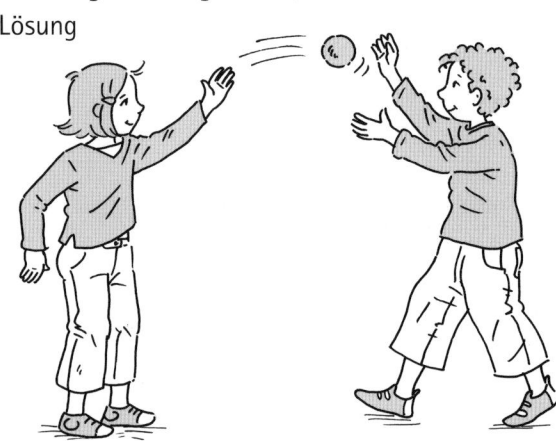

Wer kann die vollen 5 Minuten überstehen?

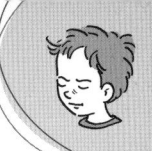

Was hast du alles gehört?

Zeitbedarf:	ca. 5 – 10 Min.
Alter:	für 6 – 10 Jahre
Vorbereitung:	Die Schüler sitzen umgekehrt auf ihren Stühlen, Arme und Kopf sind auf der Stuhllehne abgelegt. Sie machen verschiedene Geräusche vor, z.B. Finger schnipsen, Zunge schnalzen, Zähne klappern, Kreide fallen lassen, Buchseite umblättern, Stifte im Mäppchen suchen, Triangel anschlagen, Feuerzeug anmachen, Stecknadel fallen lassen, Zeitung umblättern. Erfinden Sie neue Geräusche! Stift und Zettel bereitlegen.
Ziele:	→ Steigerung der Reaktions- und Konzentrationsfähigkeit → trainiert das differenzierte Hörvermögen
Einsatz:	zur Beruhigung der Kinder nach Stundenwechsel als „Aufwecker" bei müden und apathisch wirkenden Kindern
Tipp:	Achten Sie auf absolute Ruhe. „Wer am leisesten ist, darf der neue Spielleiter sein!"

„Schließe deine Augen und konzentriere dich auf alle Geräusche, die du momentan im Zimmer wahrnehmen kannst. ✋ *15 Sek.*

Welche Geräusche hörst du draußen? ✋ *15 Sek.*

Achte jetzt nur auf die folgenden Geräusche im Zimmer, die ich dir vormache, und merke dir alle Geräusche. ✋ *15 Sek.*

Auf mein Zeichen hin schreibst du alle Geräusche, die du gehört hast, auf deinen Zettel."

Wer konnte alle Geräusche erkennen und sich merken?

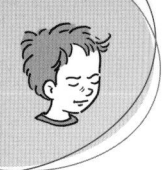

Wer hört den Gong am längsten?

Zeitbedarf:	ca. 2–5 Min.
Alter:	für 5–12 Jahre
Vorbereitung:	Die Kinder sitzen oder stehen mit geschlossenen Augen bei voller Konzentration auf ihren Plätzen oder im Stuhlkreis.
Ziel:	Förderung der differenzierten akustischen Wahrnehmung
Einsatz:	→ zur Ruhefindung → als Konzentrationsübung
Tipp:	Schlagen Sie mehrere Klangkörper hintereinander an, das erhöht die Aufmerksamkeit. Motivieren Sie die Kinder mit lobenden Worten oder schaffen Sie andere Anreize, z.B. Stempel ins Gutscheinheft, Gummibärchen, freie Platzwahl für einen Schultag, um eine absolute Ruhe herstellen und halten zu können.

„Setze dich entspannt auf deinen Stuhl.

Schließe deine Augen oder fixiere einen Punkt oder Gegenstand in der Mitte des Kreises.

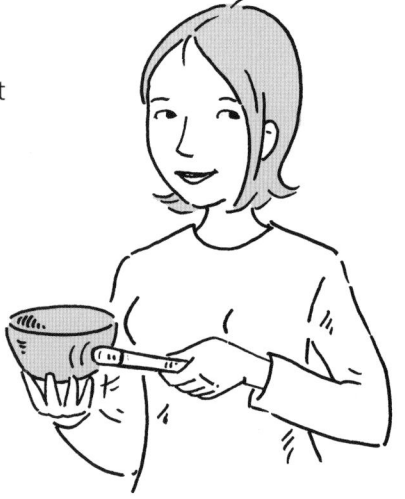

Aus der Ruhe ertönt plötzlich der Ton einer Klangschale.

Konzentriere dich auf diesen Ton und lausche ihm hinterher.

Wie hört er sich an?

Wie fühlt er sich an?

Erst wenn du ihn nicht mehr hörst, hebst du schnell deine Hand und öffnest anschließend deine Augen.

Wer konnte den Ton am längsten hören?"

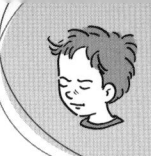

Die Geldzählmaschine

Zeitbedarf:	ca. 10 Min.
Alter:	für 9 – 12 Jahre
Vorbereitung:	Die Kinder sitzen in einer Reihe, Schulter an Schulter, eng aneinander. Beide Hände sind vorne, um die Münzen schnell übernehmen zu können. Sie benötigen verschiedene Euromünzen.
Ziel:	Ruhe und Konzentration fördern

Einsatz:
→ zur Sinnesschulung: Tasten und Fühlen
→ zur Konzentrationssteigerung
→ als Wette zur Motivation
→ zur Stärkung der Klassengemeinschaft

Tipps:
→ Formulieren Sie diese Übung als Wette: „Wetten, dass ihr es nicht schafft, den Wert der Münzen nur durch Tasten und Fühlen zu erkennen?"
→ Mindestens ein Schüler sollte dabei den richtigen Betrag erkennen. Setzen Sie eine kleine Belohnung aus für den Fall, dass sie es schaffen. Die Motivation der Kinder lässt sich dadurch enorm steigern.
→ Beobachten Sie die Weitergabe und geben Sie herunterfallende Münzen schnell weiter. Fragen Sie im Anschluss die einzelnen Beträge ab.

„Schließe deine Augen.
Konzentriere dich jetzt in aller Ruhe auf die einzelnen Münzen, die dir in deine Hand übergeben werden.

Sobald du eine Münze in deiner Hand hältst, fühlst du die Größe der Münze und versuchst, die Prägung zu erspüren. Welchen Wert hat die Münze?

Gib die Münze anschließend zur nächsten Hand weiter.

Sobald du die nächste Münze in der Hand hältst, versuchst du wieder, den Wert zu erspüren.

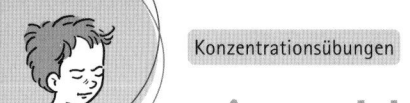

Die Geldzählmaschine

Addiere den Wert der einzelnen Münzen.

Sobald die letzte Münze durch deine Hand gegangen ist,
darfst du deine Augen wieder öffnen.

Sei anschließend noch leise, und verrate deinen Betrag erst, wenn du danach
gefragt wirst."

Hat ein Kind den richtigen Betrag erraten bzw. errechnet?
Hat die Gruppe die Wette gewonnen?

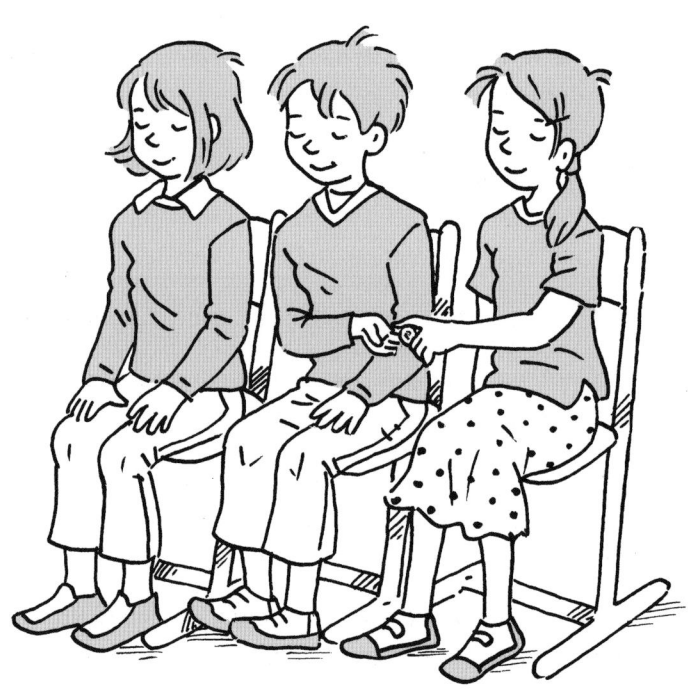

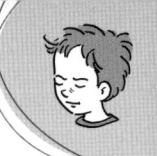

Die Stecknadel im Klassenzimmer

Zeitbedarf:	ca. 5 Min.
Alter:	für 5 – 12 Jahre
Vorbereitung:	Die Kinder sitzen verkehrt auf ihren Stühlen im Stuhlkreis oder auf ihren Plätzen, und legen Kopf und Arme auf der Lehne ab. Die Augen sind geschlossen. Sie benötigen eine Stecknadel, und falls vorhanden, eine Klangschale oder Triangel.
Ziele:	→ Ruhe finden und aushalten → Zusammengehörigkeitsgefühl stärken
Einsatz:	→ für unruhige Schulklassen → als Ruheübung
Tipp:	Verwenden Sie bei dieser Übung auch kleine Motivationshilfen, z.B. Gummibärchen oder Stempel. Die Kinder sehen diese Übung dann immer als Belohnung und führen diese gerne durch.

Formulieren Sie die Ruheübung als Wette:

„Wetten, dass du das Herunterfallen einer Stecknadel im Klassenzimmer nicht hören kannst?

Entscheide dich jetzt für absolute Ruhe, da du ja die Wette gewinnen willst.

Konzentriere dich ab jetzt nur auf die Geräusche im Zimmer. Welche Geräusche kannst du trotz absoluter Ruhe noch wahrnehmen?

Was macht dein Atem? Atme zweimal tief durch die Nase ein, lenke den Atem dabei in deinen Bauchraum, 🖐 achte darauf, wie sich dein Bauch nach außen wölbt, 🖐 und atme durch den Mund wieder langsam aus.

Bleibe weiterhin mit deiner ganzen Aufmerksamkeit bei deinem Körper. Warte das Anschlagen der Klangschale ab. Lausche dem Ton nach, bis er vollkommen verstummt ist.

Im Anschluss daran hörst du irgendwann die Stecknadel fallen. Hebe sofort die Hand, wenn du die Nadel hörst und öffne wieder deine Augen."

Eine Reise von Mensch zu Mensch

Zeitbedarf:	ca. 10 – 15 Min.
Alter:	für 8 – 12 Jahre
Vorbereitung:	Die Kinder sitzen aufrecht im Stuhlkreis oder auf ihren Plätzen. Die Augen sind geschlossen oder fixieren einen vorgegebenen Punkt.
Ziele:	→ Wahrnehmung einzelner Persönlichkeiten → Wahrnehmung positiver Energien im Raum
Einsatz:	→ als Ruheübung → als Themeneinstieg über „Positives Denken"
Tipp:	Sprechen Sie vorher mit den Kindern darüber, wie wichtig es ist, sich positive Gedanken zu machen, und auch den Menschen positiv zu begegnen.

„Stelle deine beiden Beine fest verwurzelt auf den Boden. Deine Augen sind jetzt geschlossen. 🖑 Atme entspannt durch deine Nase ein, lenke den Atem in deinen Bauchraum, 🖑 und lasse anschließend den ganzen Atem wieder langsam durch deinen Mund nach außen entweichen. 🖑 Wiederhole diese Atemübung noch einmal in deinem eigenen Tempo.

Du bist jetzt eingeladen zu einer Reise von Mensch zu Mensch.

Spüre in deinen Körper, dir geht es gut, 🖑 du fühlst dich wohl. 🖑

Was machen deine Gedanken? 🖑 Lade sie doch mal ein, mit dir eine kleine Reise zu machen. 🖑

Denke jetzt mal an (– eines der Kinder beim Namen nennen –), und schicke ihm einen guten Gedanken was dir besonders gut an ihm gefällt oder was du gut an ihm findest, z.B.: „Du bist immer sehr nett, du gefällst mir, du hilfst mir immer so toll, du hast ein tolles Fahrrad usw." Anschließend lässt du deine Gedanken weiterwandern zu (…) Schicke auch ihr/ihm einen guten Gedanken …

Wenn einige (oder alle) Kinder positive Gedanken bekommen haben, darfst du kurz erzählen, wie du dich gefühlt hast, als du an der Reihe warst."

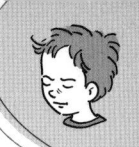

Der Rätselkönig – Wer bin ich?

Zeitbedarf:	ca. 5 – 10 Min.
Alter:	für 5 – 8 Jahre
Vorbereitung:	Die Kinder sitzen verkehrt herum auf ihren Stühlen und legen bequem die Arme auf die Lehne. Stift und Papier liegen für die Lösung parat.
Ziel:	Steigerung der Konzentration
Einsatz:	→ bei unruhigen und zappeligen Kindern → als spannender „Aufwecker" bei verträumten Kindern
Tipp:	Steigern Sie die Motivationsbereitschaft mit kleinen Belohnungen. Achten Sie darauf, dass die Kinder nicht vorher durch Melden und Zwischenrufe die Konzentration stören. Entwickeln Sie eigene Rätsel über Gegenstände, die sich im Raum befinden. Das Lösen von Rätseln gefällt den meisten Kindern und bringt wieder Abwechslung ins Klassenzimmer.

Rätsel 1:

„Ich bin ein Lebewesen und habe eine längliche Form.
Ich erinnere dich eher an eine fleischige Röhre. Ich bin aber nicht hohl.
Meine Bewegungen ähneln der einer Schlange. Ich bin aber nicht so lang.
Wenn es draußen sehr nass oder feucht ist, komme ich aus
dem Boden gekrochen und schlängle mich übers weiche
Gras. Will mich jemand dabei fangen, krieche ich
mit meiner ganzen Kraft wieder in die Erde zurück.
Manchmal sind die Menschen schneller
und nehmen mich als Köder zum Angeln mit."

Wer oder was bin ich?

Lösung: Ein Regenwurm

Der Rätselkönig – Wer bin ich?

Rätsel 2:

„Mich siehst du ganz selten. Meistens entdeckst du mich im Sommer.
Bevor du mich sehen kannst, ist das Wetter immer sehr schlecht.
Es regnet und regnet und hört gar nicht mehr auf.
Hört es auf zu regnen, und es scheint im Anschluss die Sonne, kannst du meine
Entstehung am Himmel beobachten.
Ich entwickle mich in den tollsten Farben. Meine Form ist dabei immer gleich.
Haben mich alle Menschen entdeckt, löse ich mich schnell wieder auf."

Wer oder was bin ich?

Lösung: Ein Regenbogen

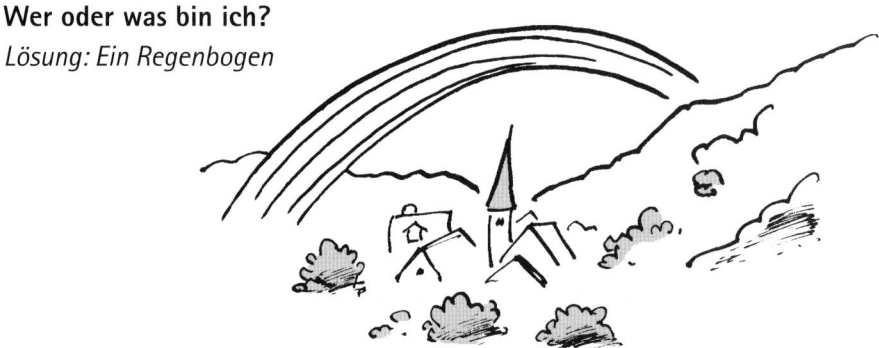

Rätsel 3:

„Mich gibt es nur ganz, ganz selten. Mich suchen viele Menschen, angeblich
weil sie Glück brauchen. Wenn sie mich jedoch gefunden haben, geht es mir
gar nicht mehr gut.
Sie pflücken mich einfach aus der Erde und nehmen mir so den
Boden und das Wasser, das ich zum Leben brauche.
Anschließend quetschen Sie mich oft in ein dickes Buch.
Dort werde ich von vielen Seiten erdrückt.
Langsam trockne ich aus und werde ganz platt."

Wer oder was war ich?

Lösung: Ein vierblättriges Kleeblatt

Erfinden Sie weitere Rätsel ...

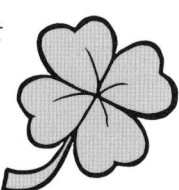

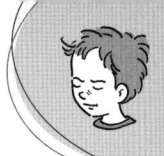

Von groß zu klein

Zeitbedarf:	ca. 5 Min.
Alter:	für 8 – 12 Jahre
Vorbereitung:	Die Kinder bilden einen Kreis oder stellen sich je nach Größe des Zimmers in einer Linie auf. Legen Sie ein kurzes Musikstück ein. Dieses Musikstück dient als zeitliche Orientierung für die Gruppe.
Ziel:	Möglichkeit einer lautlosen Verständigung erfahren Schulung der visuellen Wahrnehmung
Einsatz:	zur geräuschlosen Auflockerung
Tipp:	Die Übung soll ohne Sprechen und sonstige Geräusche durchgeführt werden. Zeichensprache ist erlaubt. Geben Sie nur die Richtung der Größenanordnung vor. Auch als Motivationswette mit kleiner Belohnung gut geeignet: „Wetten, dass ihr es nicht schafft, euch bis zum Ende der Musik in der richtigen Reihenfolge von groß nach klein aufzustellen!"

„Die Aufgabe dieser Übung ist es, dass
ihr es schafft, euch der Größe nach aufzustellen. Dabei dürft ihr nicht sprechen. Zeichensprache ist aber erlaubt. Ihr habt für die Übung so lange Zeit, wie die Musik läuft.

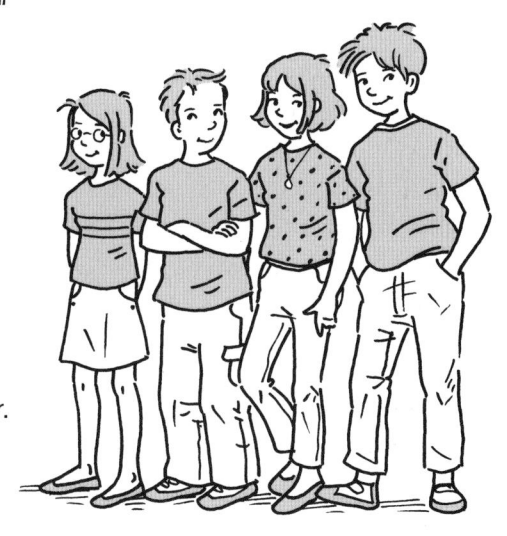

Nehmt zuerst eure eigene Größe wahr.

Vergleicht eure Größe untereinander. Benutzt eure Hände zum Maßnehmen.

Ganz links kommen die Kleinsten hin, ganz rechts die Größten.

Schaut eure beiden Nachbarn in der Reihe an: Ist einer kleiner und der andere größer, dann stehst du richtig."

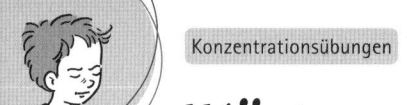

Wörterschlange

Zeitbedarf:	ca. 5 – 10 Min.
Alter:	für 8 – 12 Jahre
Vorbereitung:	Die Kinder sitzen entspannt auf ihren Plätzen.
Ziel:	Steigerung der Konzentrations- und Aufnahmefähigkeit
Einsatz:	→ zur Belebung bei verträumten Kindern → zur Ruhefindung
Tipp:	Schaffen Sie einen kleinen Anreiz, z.B. ein paar Gummibärchen, falls die Kinder einen Durchgang schaffen! Die Kinder dürfen sich auch mal leise zuflüstern, falls einer nicht mehr weiterweiß. Achten Sie auf absolute Ruhe.

Bestimmen Sie das Kind, welches mit der Übung anfängt.

„Stehe auf, und beginne einen Satz mit einem beliebigen ersten Wort, (z.B. „Heute"). Anschließend setzt du dich wieder hin."

Das nächste Kind in der Reihe steht auf, wiederholt das erste Wort, hängt ein zweites Wort an und setzt sich wieder. (z.B. „Heute spiele")

So kriecht unsere Wörterschlange langsam durch das Klassenzimmer und wird von den Kindern mit sinnvollen Wörtern zu einem großen Satzgebilde geformt.

Wie viele Wörter kannst du dir merken?
Wie gut kann sich die gesamte Klasse konzentrieren?

Variante:
Führen Sie die Übung mit Komposita durch:
Ein Kind beginnt mit einem Nomen, das zweite Kind macht daraus ein zusammengesetztes Wort:

Haus – Haustür – Türschlüssel – Schlüsselbrett ...

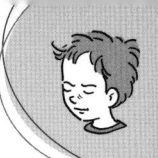

Der Schreibwettbewerb

Zeitbedarf:	ca. 10 Min.
Alter:	für 10 – 12 Jahre
Vorbereitung:	Die Kinder werden in zwei Gruppen geteilt. Jeder Gruppe steht jeweils eine Tafelhälfte zur Verfügung, die für die anderen nicht einsehbar ist. Geben Sie ein Startwort vor. Die Kinder gehen anschließend leise der Reihe nach zur Tafel und schreiben ein nächstes Wort dazu. Der Satz sollte grammatikalisch richtig sein. Der Inhalt kann lustig sein. Legen Sie die Reihenfolge fest, in der die Kinder nach vorne kommen. Legen Sie für jede Gruppe eine Kreide bereit.
Ziel:	Steigerung der Konzentration durch Bewegung
Einsatz:	→ kombinierte Konzentrations- und Entspannungsübung
	→ Bewegungsübung bei unruhigen Kindern
	→ zur Auflockerung der Klassenatmosphäre
Tipps:	→ Führen Sie die Übung, wenn möglich, als Ruheübung durch.
	→ Leise Musikuntermalung fördert diese Ruhe.
	→ Auch für andere Fächer, z.B. als Einmaleinsübung in Mathematik geeignet.

„Wenn du an der Reihe bist, gehst du leise nach vorne, nimmst die Kreide und gehst zu deiner Tafelhälfte. Lies dir alles in Ruhe durch, was schon an der Tafel steht. Lasse dir jetzt ein weiteres Wort einfallen, und achte dabei auf die Rechtschreibung. Anschließend legst du die Kreide ab und gehst leise auf deinen Platz zurück."

Beenden Sie die Übung erst, wenn alle Kinder vorne waren.

Welche Gruppe hat den lustigsten Satz ohne Fehler geschrieben?

Besprechen Sie mit den Kindern, wie sie es durch geschickten Satzbau schaffen können, sehr lange Sätze zu bilden.

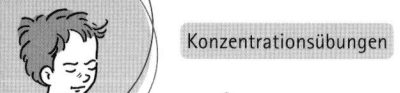

Die Nasenzwickerübung

Zeitbedarf:	ca. 3 – 5 Min.
Alter:	für 5 – 12 Jahre
Vorbereitung:	Alle Kinder stehen auf ihrem Platz oder im Zimmer verteilt.
Ziele:	→ Verbesserung der Aufnahme- und Konzentrationsfähigkeit
	→ Verknüpfung beider Gehirnhälften
Einsatz:	→ kombinierte Konzentrations- und Bewegungsübung
	→ zur Auflockerung, z.B. vor Klassenarbeiten
	→ als „Aufwecker" zwischendurch
	→ um den Denkprozess wieder in Gang zu bringen
Tipp:	Fangen Sie bei dieser Übung ganz langsam im Zeitlupentempo an, und steigern Sie sich anschließend. Variante für Fortgeschrittene: Klatschen Sie vor jeder Nasenzwickerübung erst mal in die Hände, auf die Oberschenkel und wieder in die Hände.

„Erde dich mit beiden Beinen fest auf dem Boden.
Spüre den Kontakt deiner beiden Fußsohlen mit der Erde.
Achte darauf, dass kein Blatt Papier mehr zwischen Fußsohle und Boden passt.

Atme zweimal tief durch die Nase ein, ✋ lasse den Atem langsam durch deinen Körper fließen.

Konzentriere dich jetzt ganz auf deine rechte Hand, und führe sie an dein linkes Ohr. Deine linke Hand führst du an deine Nasenspitze.

Jetzt kommt der Wechsel.
Fasse mit deiner linken Hand an dein rechtes Ohr.
Fasse mit deiner rechten Hand an deine Nasenspitze.

Diese Übung darfst du jetzt eine Minute lang in ständigem Wechsel wiederholen."

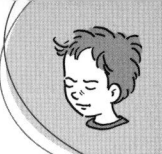

Bauchklatscher und Kopftatscher

Zeitbedarf:	ca. 3 – 5 Min.
Alter:	für 6 – 12 Jahre
Vorbereitung:	Jedes Kind sucht sich einen Stehplatz.
Ziele:	→ Steigerung der Aufnahme- und Konzentrationsfähigkeit
	→ Verknüpfung beider Gehirnhälften
Einsatz:	→ kombinierte Konzentrations- und Bewegungsübung
	→ als lustige Bewegungsübung zwischendurch
	→ vor anstrengenden Lernphasen
	→ vor dem Wortschatztraining
Tipp:	Geben Sie den Kindern ausreichend Zeit zum Erfassen der Übung, und ermuntern Sie die Kinder, bei Bedarf zu Hause weiterzuüben.

„Stelle dich schulterbreit mit beiden Beinen auf den Boden. Achte darauf, dass beide Fußsohlen fest mit der Unterlage verwurzelt sind.

Konzentriere dich auf deine rechte Hand und führe sie zum Kopf. Jetzt tatsche mit der rechten Hand in deinem eigenen Rhythmus auf deinen Kopf. Deine linke Hand bewegst du dabei kreisend um deinen Bauchnabel herum.

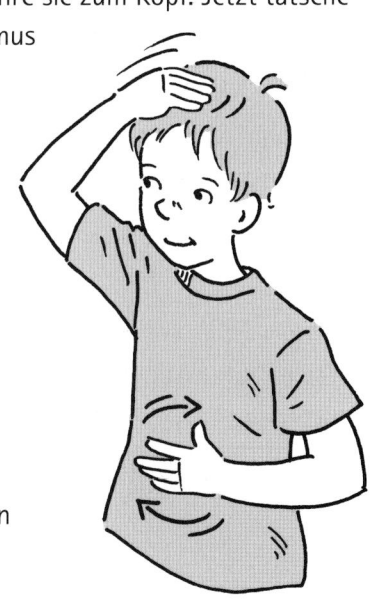

Diese Übung machst du 1 Minute lang.

Jetzt kommt der Wechsel:
Nimm deine linke Hand und bewege sie kreisend auf deinem Kopf. Die rechte Hand klopft dabei auf deinen Bauch.

Diese Übung dauert wieder 1 Minute.

Schüttle deine Arme und Beine anschließend fest aus und setze dich wieder zurück auf deinen Platz."

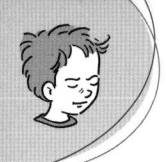

Parallel und diagonal

Zeitbedarf:	ca. 3 Min.
Alter:	für 6 – 12 Jahre
Vorbereitung:	Die Kinder verteilen sich mit ausreichend Bewegungs-freiheit im Raum.
Ziele:	→ Aktivierung beider Gehirnhälften → Verbesserung der Konzentration
Einsatz:	kombinierte Bewegungs- und Konzentrationsübung Bewegungsübung zur Auflockerung
Tipp:	Führen Sie die Übung im Zeitlupentempo durch, und steigern Sie das Tempo erst, wenn alle Kinder die Übung beherrschen.

„Stelle dich mit beiden Beinen schulterbreit auf deinen Platz.

Der Übungssatz heißt:
‚Parallel – parallel – diagonal – diagonal'

Beim ersten ‚parallel' streckst du deinen rechten Arm zur Seite und tippst gleichzeitig deinen rechten Fuß rechts vom Körper auf dem Boden auf.

Beim zweiten „parallel" streckst du deinen linken Arm zur Seite und tippst gleichzeitig deinen linken Fuß links vom Körper auf dem Boden auf.

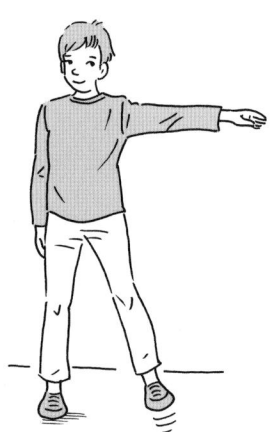

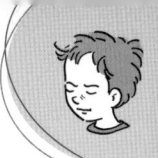

Parallel und diagonal

Beim ersten ‚diagonal' streckst du deinen rechten Arm nach vorne und tippst gleichzeitig deinen linken Fuß links hinter dir auf dem Boden auf.

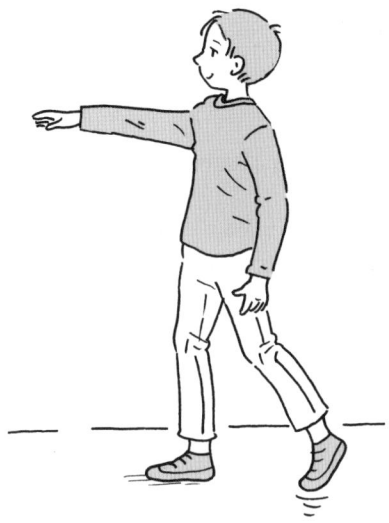

Beim zweiten ‚diagonal' streckst du deinen linken Arm nach vorne und tippst gleichzeitig deinen rechten Fuß rechts hinter dir dem Boden auf."

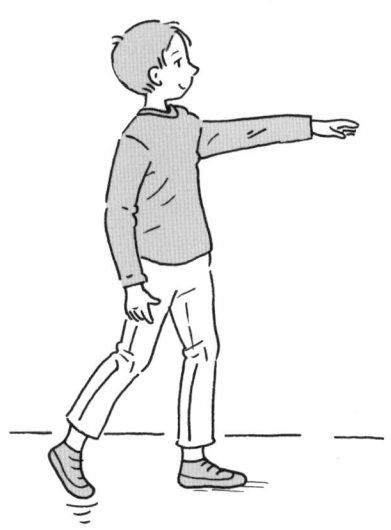

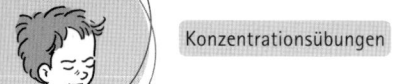

Eine Reise durch das Schulhaus

Zeitbedarf:	ca. 5 Min.
Alter:	für 9 – 12 Jahre
Vorbereitung:	Die Kinder sitzen mit der Lehne nach vorne auf ihren Stühlen. Arme und Kopf sind auf der Lehne abgelegt, die Augen geschlossen oder verdeckt.
Ziel:	Schulung der Konzentrations- und Orientierungsfähigkeit
Einsatz:	→ als beliebter „Aufwecker" zwischendurch → als Orientierungsübung
Tipp:	Formulieren Sie die Aufgabenstellung nach den örtlichen Gegebenheiten Ihrer Schule. Achten Sie auf absolute Ruhe. Leise Entspannungsmusik unterstützt die Ruhefindung.

Beispiel 1:

„Du sitzt in deinem Klassenzimmer als plötzlich eine Durchsage ertönt: ‚Im Musikraum wurde ein MP3-Player vergessen. Er ist abzuholen im Sekretariat.'

Da du diesen MP3-Player vergessen hast, machst du dich jetzt gedanklich auf den Weg ins Sekretariat, und anschließend wieder zurück ins Klassenzimmer. Wähle auf dem Hinweg die kürzeste Strecke. Gehe auf dem Rückweg bei der Mädchentoilette vorbei. Merke dir die Anzahl der Türen, an denen du links und rechts vorbeikommst, ohne die Augen zu öffnen.

Wenn du dein Ergebnis hast, darfst du die Augen wieder öffnen, dich aufrecht hinsetzen und warten, bis alle soweit sind. Schreibe jetzt dein Ergebnis auf ein Blatt Papier.

Beispiel 2:

Mache dich gedanklich auf den Weg in die Turnhalle. Durch wie viele Türen bist du hindurchgegangen, wenn du dort ankommst?"

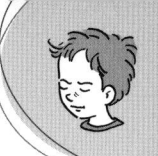

Miteinander sind wir stark!

Zeitbedarf:	ca. 5–10 Min.
Alter:	für 9–12 Jahre
Vorbereitung:	Die Kinder stehen locker entspannt im Kreis oder auf ihren Plätzen. Lassen Sie die Kinder durchzählen und fordern Sie sie auf, sich die Zahl zu merken.
Ziel:	Konzentrations- und Reaktionsvermögen steigern
Einsatz:	→ Kombinierte Konzentrations- und Bewegungsübung → als beliebte Auflockerung für zwischendurch
Tipp:	Diese Übung ist bekannt als Klatsch- und Schnippübung „Concentration now begins". Beginnen Sie die Übung ganz langsam und steigern Sie das Tempo mit zunehmendem Übungsfortschritt.

„Klatsche mit deinen beiden Händen erst auf deine Oberschenkel, dann klatsche in die Hände, schnippe anschließend mit der rechten Hand, dann mit der linken Hand. Wiederhole diese Übung mit der ganzen Klasse und achte auf deinen Rhythmus.

Jetzt spricht die ganze Klasse im Rhythmus folgenden Text dazu:

Mit-	**ein-**	**an-**	**der,**	**mitein-**	**ander**	**sind wir**	**stark!**
x	x	x	x	x	x	x	x

1. Takt →   **2. Takt →**

Im 3. Takt ruft das Kind mit der Nr. 1 beim rechten Schnipsen seine eigene Zahl, und beim linken Schnipsen eine neue Zahl, z.B. die 6. Im nächsten Takt ruft das Kind mit der Nr. 6 beim rechten Schnipsen seine eigene Zahl, beim linken Schnipsen eine neue Zahl, z.B. die 14. Der Rhythmus wird immer beibehalten. Wer seinen Einsatz verpasst, muss sich setzen. Ihr müsst euch auch merken, wer ausgeschieden ist. Wenn ihr eine schon ausgeschiedene Zahl nennt, müsst ihr euch auch setzen. Wer bleibt als Letzter stehen?"

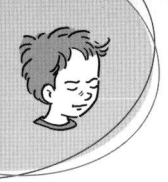

Miteinander sind wir stark!

1. Takt: Mit- ein- an- der

x — Oberschenkel

x — Hände

x — Schnips rechts

x — Schnips links

2. Takt: Mitein- ander sind wir stark

x — Oberschenkel

x — Hände

x — Schnips rechts

x — Schnips links

3. Takt: „1" „6"

x — Oberschenkel

x — Hände

x — Schnips rechts

x — Schnips links

4. Takt: „6" „14"

x — Oberschenkel

x — Hände

x — Schnips rechts

x — Schnips links

5. Takt: „14" „3"

x — Oberschenkel

x — Hände

x — Schnips rechts

x — Schnips links

usw.

·········· Literatur- und Internettipps

Literaturtipps

Birgit Jackel:
Ausgeglichen und Entspannt.
Stress bei Kindern abbauen.
Kösel Verlag.
ISBN 978-3-4663-0665-7

Kerstin Klein:
KlassenlehrerIn sein.
Das Handbuch – Strategien, Tipps,
Praxishilfen.
Verlag an der Ruhr, 2006.
ISBN 978-3-83460-154-4

Dorothee Kreusch-Jacob:
Lieder aus der Stille.
Audio-CD.
5 – 10 Jahre, Patmos Verlag.
ISBN 978-3-491-88718-3

Stefan Linsen:
Fantasiereisen für Kinder – Vol. 1.
Audio-CD.
6 – 10 Jahre, Phoenix Music Group.
EAN 4260072370050

Rae Pica:
Vom Morgenkreis zum Abschiedslied –
Themen- und Methodenübergänge
ohne Chaos.
5 – 10 Jahre, Verlag an der Ruhr, 2005.
ISBN 978-3-86072-968-7

Monika Schneider:
Bewegen und Entspannen im Jahreskreis
– Rhythmisierungen, Bewegung und
Ausgleich in Kindergarten und Unterricht.
Mit Audio-CD.
5 – 10 Jahre, Verlag an der Ruhr, 1998.
ISBN 978-3-86072-244-2

Vanessa Speck:
**Training progressiver Muskelrelaxation
bei Kindern.**
Hogrefe-Verlag.
ISBN 978-3-8017-1875-6

Internettipps

www.labbe.de/zzzebra
Auf dieser wunderbaren Kinderseite
finden kleine Entspannungskünstler
unzählige Anregungen und Spiele
zum Ruhe finden und Wohlfühlen.
Werbefrei! Folgt den Links:
Mein Körper – Entspannung

www.volker-friebel.de
Auf dieser privaten Homepage finden
Eltern, Lehrer und Erzieher praktische
Tipps und Rituale, um mit Kindern im
Alltag zu entspannen. Folgen Sie dem
Link: Entspannung für Kinder

www.oliverjunker.de
Hier finden Sie zahlreiche Artikel und
Fachbeiträge sowie Praxisanregungen
zu den Themen Stressbewältigung,
Rituale und Entspannung mit Kindern.

Die in diesem Werk angegebenen
Internetadressen haben wir geprüft
(Juli 2008). Da sich Internetadressen und
deren Inhalte schnell verändern können,
ist nicht auszuschließen, dass unter einer
Adresse inzwischen ein ganz anderer
Inhalt angeboten wird. Wir können daher
für die angegebenen Internetseiten keine
Verantwortung übernehmen.

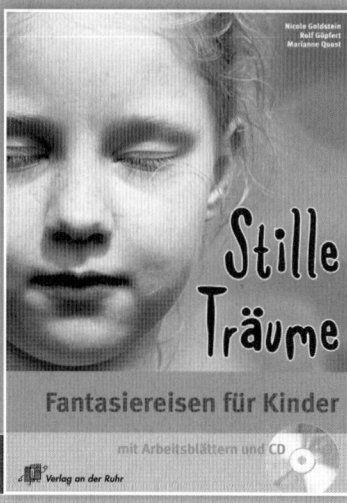
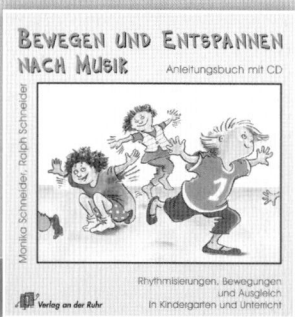
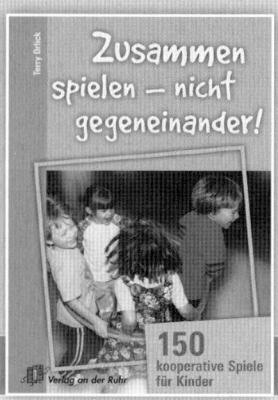